金塊📖文化

金塊■文化

男人保健聖經

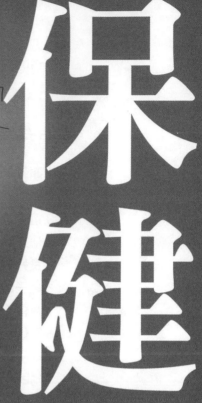

聖經

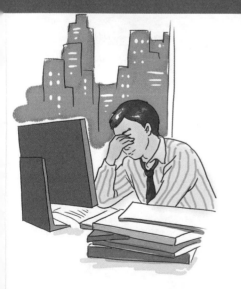

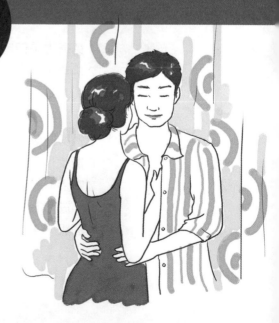

張衛東　陶紅亮◎著

目錄

CONTENTS

目錄

CONTENTS

目錄

CONTENTS

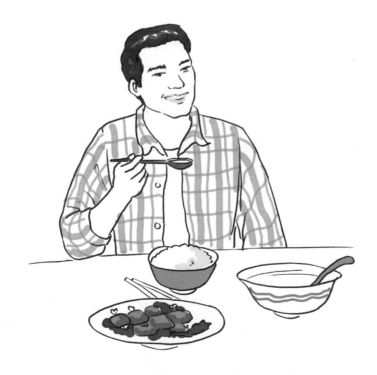

男人既要應對繁重的工作，又要奉養父母、教育子女……說他們是社會上工作與生活壓力最大、心理負荷最重的一群一點也不為過。因此，提高男人自身的保健意識、掌握科學的養生之道，對男性的健康有著十分重要的意義。

男性朋友，你是否在工作繁忙時感到壓力大、心理焦慮、緊張？你是否感到身體狀況每況愈下，甚至常常難以支撐？如果是的話，你就應該注意養生保健了。

提起保健，我們得說一說現在中年男性的健康現狀。如今，社會快速發展，物質生活水準不斷提高，而男性的抗病能力，甚至適應能力卻越來越弱。加上由於健康意識不高，健康知識缺乏，導致他們的健康狀況令人擔憂。男人不及女人細心，對身體疾病的種種前兆容易忽略，甚至會有些錯誤的看法和認知，以至於在身體發生不良反應時常常得不到及時的診治，最終「養病為患」。

男人作為家庭的「棟樑」，健康不只是個人的事，身體一旦出現問題，對親人、家庭的影響和打擊更為沉重。忽視健康，既是對自己不負責任，也是對家庭不負責任。

俗話說，解鈴還需繫鈴人，當你意識到健康與保健的重要性時，就要及時行動起來。人吃五穀雜糧難免會生病，生活不規律則會導致身體衰退。想要解決就要回到問題的源頭，也就是我們的生活習慣與飲食方式。

如何讓身體中各項機能和諧地相處是一個值得深入探究的問題，本書就是為了要幫助男人解決這一問題而編寫。從男性最常

見、最容易做到、最容易忽略的保健知識著手，將每個男性的不良行為習慣提出來，然後一一剷除，並為男性制訂符合自身的保健方案，讓你預防疾病，遠離病痛。

　　本書還會讓男性瞭解到：檢測自身健康狀況，只要掌握一定的醫學常識，就可輕鬆上手；該養成什麼樣的科學生活方式，生活方式和疾病有著哪些關聯，如何通過生活方式的調整防治疾病；如何通過對各種營養素的攝取來保持健康、防治疾病；五穀雜糧該吃哪些、怎麼吃、吃多少等眾多保健知識。

　　健康是金錢買不到的，健康是一筆巨大的財富。擁有健康，才有實現願望的可能；擁有健康，才有追求成功的資本；擁有健康，才有享受幸福的保障。沒有健康，一切將成為空談。

　　希望本書能給男性朋友帶來更多的健康資本，並成為你人生健康的益友。

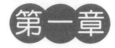

自我檢測
——全面掌握男性健康飲食

營養均衡是男性健康的前提，健康的身體是一切事業的基礎。人體新陳代謝的循環完全依靠營養的攝取，而營養大多來源於飲食，要想擁有健康的身體，除了要保持良好的生活與運動習慣外，還應該時刻關注自身健康，學會自我檢測。

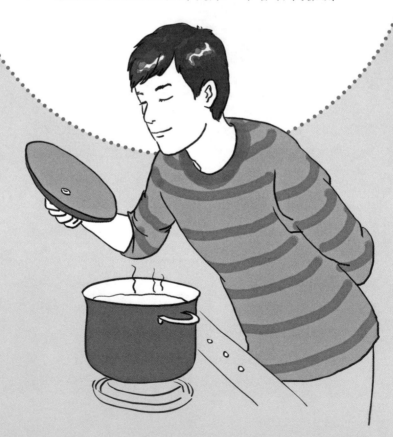

① 頭暈的自我檢測及保健措施

頭暈又叫做眩暈，是由於身體內多個組織系統出現病變而引起的一種主觀感覺障礙，並不是一種疾病，往往是某種疾病或者多種疾病的一種共同表現。

頭暈包括頭暈與目眩。頭暈是一種平衡感障礙，這種平衡感障礙可以自我感覺到。頭暈若是比較輕緩，很快就會消失，若是比較嚴重，就會感覺到眼前物體旋轉不定，有時還會出現無法正常站立，並伴有全身出冷汗、噁心嘔吐、面色蒼白及手顫等症狀。

眩暈主要有三種類型

1.天旋地轉：自身旋轉，感覺周圍景物都在搖動旋轉；站立不穩，行動控制不靈；並有要跌倒的感覺。

2.頭重腳輕：雖然天旋地轉的感覺不是很強烈，但依然會覺得「腳輕浮，頭沉重」，且感覺毫無力氣，沒辦法處理一般事務。

3.眼前一黑：看不清事物，感到視覺模糊，甚至會出現暈厥的情況。

導致眩暈的疾病主要有：迷路炎內耳病、梅尼埃病、暈動病、頸椎骨退化、藥物中毒、高血壓病、動脈硬化、心律失常、低血壓等。

出現以上三種頭暈症狀的主要原因是長期站姿、坐姿、睡姿不良，造成頸椎退化、變形、增生，動脈供血受阻，頸部肌肉緊張。頭暈的症狀並不能靠藥物徹底治癒，想要徹底治癒首先就應該改善站姿、坐姿和睡姿，然後加以飲食、針灸、推拿等輔助治療。

頭暈的營養保健

下面介紹幾種對頭暈有很好效果的食材：

1.紅糖雞蛋：將適量油放入鍋內燒熱，將紅糖30克（提前用水攪拌好）、雞蛋2個倒入鍋內煎熟，最好在早上起床還沒吃早飯時食用，連續服用半個月，能有明顯效果，然後再繼續服用數日，有鞏固療效的作用。

2.魚頭：取3片生薑、9克天麻、1個草魚頭，加適量水，一起煎煮，取湯服之，每週服用3次。長期堅持可解眩除暈、平肝息風。

3.菊花：菊花對降低血壓很有療效，且可解毒、明目，治頭痛、頭暈、耳鳴目眩，還能使小便清長。患有高血壓而經常頭暈的中年男性可做一個菊花枕頭，做法是將野菊花加入通草絲、綠豆殼或油柑子葉，置於太陽下曝曬，將水分徹底去除，冷卻後裝入枕袋內縫密即可。

中醫推拿按摩治療

通過按摩推拿來治療頭暈，主要應該加強以下六個部位：

1.大腦（反射區有交叉）：雙腳大趾的整個指腹都屬於大腦反射區。按摩方向應該遵循由上及下的原則。

2.小腦（反射區有交叉）：雙腳大趾指腹上有兩條橫紋線，這兩條橫紋線中間都屬於小腦反射區。推拿按摩時先從外向內方向叩按，然後再由內向外叩按。

3.額竇（反射區有交叉）：主要按摩雙腳五個腳趾末端處，位置在腳趾甲下方。遵循先下後上的原則。

4.三叉神經（反射區有交叉）：按摩的主要位置就是雙腳大趾外側骨緣下方的肌肉。遵循由下往上按摩的原則。

5.耳朵（反射區有交叉）：在雙腳腳掌與腳底的四、五趾相交下方的肌肉處。按摩時往內側按摩，要由上往下叩按。

6.內耳迷路：按摩的位置在雙腳腳背的腳小趾下方，也就是腳掌第一骨頭的邊緣處，觸摸時有顆粒微凸感覺，找到這個地方以後用手按壓住，輕緩地揉按即可。

> **細節提示**
>
> 　　中年男性若是出現頭部發暈，在條件許可的情況下應該及時臥床休息，上下床要緩慢進行，因為平衡系統的自我調節需要時間。頭暈不但需要注意自我休息，在飲食上還要多吃清淡，少吃油膩，少量多餐。

② 如何避免「聰明絕頂」？

　　中年男性時常為「絕頂」而煩惱，且沒有一個好的治療方法。其實想要治療脫髮，首先必須瞭解脫髮的原理。頭髮的生長若是和脫落可以保持對等的狀態，那麼滿頭秀髮也就不是什麼難事，但若是生長的速度過慢，或者脫髮的速度過快，那麼就很有可能患上脫髮症，也就是我們常說的禿頂。

　　脫髮是指身體上的毛髮脫落，包括眉毛、頭髮、陰毛、腋毛、鬍鬚等脫落，有病理性及生理性之分。生理性的脫髮就是指毛髮的正常脫落，病理性脫髮則是指毛髮過度脫落或異常脫落。導致脫髮的疾病

中，很大一部分毛髮都可再生，比如斑禿。若是頭皮屑較多和頭皮單純性出現搔癢，一般就只是頭皮方面的疾病。

脫髮產生的原因及影響

隨著生活水準提高，人們的生活方式也在改變，電腦成了廣大中年男性生活中不可缺少的一部分。長時間面對電腦上網和工作，身體很容易變得疲憊不堪，且中樞神經系統長時間處在緊張狀態，神經往往會出現紊亂，同時頭皮血管的收縮會減少供血量，從而導致毛囊營養不良。

脫髮還有一個比較常見的原因就是精神壓力過大。嚴重失眠或精神恐懼、憂鬱、緊張，都會導致神經功能紊亂，讓頭皮的毛細血管長時間處於收縮狀態，這樣血液就無法充足地供應毛囊，難以到達位於人體最上端的頭皮，脫髮就會變得更加嚴重。若是壓力長時間得不到緩解，又沒有良好的心理素質，症狀也許會變得更加嚴重。

脫髮也受到睡眠品質很大的影響，沒有正常入睡習慣、經常失眠、加班熬夜、入睡較晚的男性脫髮出現的機率更大，因為長期疲勞、焦慮、緊張，使睡眠品質降低，無疑是讓脫髮現象加重的催化劑。

食療可改善脫髮

多食用含硫、鐵、鈣及富含蛋白質的食物，如牛奶、酵母、雞蛋、黑芝麻、黑豆等，不但對頭髮的生長很有好處，還有利於整體的身心健康。

多吃海產品，如紫菜、海帶、蛤、蜆、小魚乾等，海產品可使人體血液的酸鹼度保持平衡；另外，海產品中含有大量的銅、硫、碘及蛋白質，這些對養髮、護髮、生髮都有明顯的效果。

還要多吃水果、蔬菜、穀物，糖類、油膩及辛辣等刺激性食物應該少吃。水果蔬菜中含有很多可改善髮質的微量元素，多吃水果和蔬菜可給頭髮提供很多的營養物質，幫助提高頭髮品質。

富含維生素E和維生素B_6的食物要多吃，如花生、酸乳酪、麥片、香蕉、豆類、豬肝、蜂蜜等，對避免白髮生長和促進頭皮生髮都有極佳的效果。

細節提示

中年男性不需對脫髮過於恐懼，少量的脫髮很正常，我們的頭髮每天都在更新和生長。既然生活中隨時都面臨著壓力，那我們就正確地去面對壓力，並找到一個可有效緩解壓力的方法，樂觀的生活態度就是減少脫髮的好方法。

③ 擁有慧眼需要做好保健工作

常看電腦、電視和書籍，過分地使用眼睛，很容易造成眼睛疲勞。視力模糊、眼睛痛、眼睛充血、眼冒金星、流眼淚、眼睛刺痛等，都屬於眼睛疲勞的症狀，甚至有時會出現目眩、頭痛、噁心、肩膀僵硬等症狀。想要擁有健康明亮的眼睛，就要注意做好眼睛的保健工作！

能改善視力的食物

1.富含維生素A：人體若是缺乏維生素A，那麼視紫紅質的再生就

會變得緩慢且不完全，暗適應時間就會變長，甚至會導致夜盲症。若是維生素A長期不足或者缺乏就會導致乾眼病，這種疾病進一步發展就會造成角膜潰瘍及角膜軟化，還會出現畢脫斑和角膜皺褶。富含維生素A的食物包括魚肝油、各種動物肝臟、禽蛋、魚卵等；菠菜、胡蘿蔔、苜蓿、莧菜、南瓜、青辣椒等蔬菜中含有的維生素A原可在攝入人體後轉化為維生素A。

2.富含鋅：人體若是缺乏鋅就會導致視力障礙，鋅在人體內主要分佈於血液和骨骼中。虹膜、眼角膜表皮、晶狀體及視網膜內都含有鋅，鋅在眼內有運輸與代謝維生素A的作用，使視網膜色素上皮維持在正常的組織狀態，讓視力可長期保持在較好的狀態。含鋅豐富的食物包括瘦肉、動物肝臟（豬肝）、牛肉、羊肉、牡蠣、魚類、蛋黃、豆類、堅果類、小米、蘿蔔、大白菜等。

3.富含維生素C：維生素C有降低氧氣與光線對眼睛晶狀體傷害的作用，這樣就可阻礙白內障的出現。維生素C含量豐富的食物有番茄、山楂、奇異果、檸檬等新鮮水果和蔬菜。

4.富含鉻：鉻缺乏會導致近視眼，鉻可使胰島素得到啟動，充分發揮其生物效應，若是身體缺乏鉻，會對胰島素調節血糖的功能造成影響，使血漿滲透壓增高，致使屈光度增大和房水、眼球晶狀體的滲透壓增高，從而引起近視。鉻大多存在於麥麩、糙米之中，果仁、葡萄汁、動物肝臟中含量也很豐富。

5.珍珠：含少量氧化鋁、氧化鎂等礦物質及95％以上的碳酸鈣，且富含氨基酸，如蛋氨酸、亮氨酸、甘氨酸、丙氨酸、天門冬氨酸、谷氨酸等，珍珠性味甘、鹹，寒，用珍珠粉和琥珀、龍腦等配成的珍珠散對白內障有很強的抑制效果。

6.富含鈣：眼球的構成和鈣有很大關係，缺鈣就會引起近視。人到

中年，鈣質已經處於不斷流失的狀態，此時期若是沒有得到充足的補充，就會降低眼球壁——鞏膜的彈性，使晶狀體內壓上升，這樣眼球的前後徑就會拉長，近視就會出現。鈣含量豐富的食物主要有貝殼類（蝦）、奶及其製品、豆及豆製品、骨粉、深綠色蔬菜和蛋黃等。

操作電腦的護眼竅門

1.勞逸結合：用電腦1個小時應該休息10分鐘，且最好不要在辦公室內休息，可到室外活動一下筋骨，做做健身操，散散步，也可在辦公室內活動頭部和做眼睛保健操。

2.姿勢要正確：操作電腦的標準坐姿是讓胸部和電腦螢幕的中心處於水平位置，螢幕和眼睛的距離不可少於50公分，椅子最好可調節高低。在操作過程中，應經常閉目休息一會兒或眨眨眼睛，以改善和調節視力，避免視力減退。

3.注意保護視力：除了補充富含維生素A的食物、定時休息之外，還要經常做眼睛保健操、定時遠眺，充足的睡眠也很重要。

4.注意工作環境：辦公室內應該有適宜的光線，不可過暗或過亮，同時避免室外的太陽光直接照射到螢幕上。還要給電腦裝個防護屏，給自己戴一副防輻射的眼鏡，才能將電腦對人體的傷害減到最小。

護眼小竅門

1.用熱、冷毛巾交替敷眼睛。充血時以冷毛巾敷眼睛，熱毛巾敷眼時應該擰乾。

2.多多遠眺，儘量放鬆眼睛的肌肉。

3.輕而緩地按壓眼瞼來促進眼睛的血液循環。

4.用手指蘸上少量鹽水，擦洗眼眶的四周，然後用水洗淨，這樣可

保持眼睛周圍皮膚的清潔，避免感染。

細節提示

多吃海帶對眼睛也有很大的養護作用。海帶中不但含有豐富的碘，還含有1/3的甘露醇。若是注意觀察，就會發現乾海帶表面有一層厚厚的「白霜」，那就是甘露醇，甘露醇有極佳的消濕利尿作用，可緩解眼內壓，對青光眼等有良好的療效。

④ 惱人的粉刺如何解決？

早已遠離學生時代的中年人，怎麼還會長粉刺？年輕時沒長過粉刺，為什麼到了中年卻開始氾濫？中年長粉刺是青春仍在的標誌，還是衰老的提示？

很多中年男性都會受到粉刺的干擾，其實粉刺並不可怕，只要對粉刺有徹底的瞭解，並在日常生活中加以預防和治療，就可輕鬆將它解決掉。

粉刺的中醫治療

1.脾虛濕滯型：這種粉刺發生的部位一般是頰、面、背、口鼻部周圍，屬丘疹性粉刺，主要的治療原則為健脾燥濕。

2.肺胃熱盛型：這種粉刺最為常見，出現的部位一般是右面頰、前額、前胸，口唇、右臉、鼻周圍，可出現結節、丘疹膿皰、囊腫、色斑等病變，治療以涼血化瘀、清熱、清肺胃熱為主。

3.肝膽濕熱型：常見左臉、兩面頰、下頦、左腮，清熱利濕為治療的重點。

消除粉刺的注意事項

1.別碰它：不要擦、擠、挑或以其他方式來接觸粉刺，這樣做往往會感染細菌，使結痂變得更大；同理，自己的雙手要控制好，避免用手摸臉，還應避免頭帶、圍巾和各種帽帶擠壓患處。

2.整體治療：藥膏不能只塗抹於粉刺出現的位置，容易出現粉刺的位置也應該塗抹，這些區域包括臉部（除了眼部和嘴唇）、胸部和頸部。

3.慎用磨砂清潔物：若是皮膚已經被粉刺所刺激，使用磨砂清潔就會加重粉刺的情況。對於臉部的柔嫩肌膚少用刷子、粗糙的毛巾或海綿等產品來清潔，一些皮膚比較粗糙的部位，如胸部和背部倒是可以試試。

4.小心碘：在含碘鹽和許多維生素中都含有碘，碘若攝入過多就會引起粉刺出現，飲食時要注意。

5.適度洗臉：洗臉可將皮膚表層的油脂去除，但皮膚內部的油脂卻無法去除，事實上，若是洗臉次數過多，會造成面部皮膚脫水，或者刺激面部的敏感皮膚。每天洗臉次數要控制在3次以內，早上、午飯後和睡覺前，正確的洗臉方法是先在臉上抹上清潔劑，然後蘸上少許溫水擦拭皮膚，最後用清水洗淨，若為油性皮膚，再用指尖蘸上溫水輕輕揉搓。

6.遠離可能導致粉刺的食物：堅果、油脂類食物、巧克力等和身上出現粉刺有很大關係，尤其是已經長粉刺的中年男性更應該控制這類食物的攝入。

7.小心使用油脂類產品：避免使用油性洗面乳、重油類面部潤膚脂或潤髮香脂之類的油性產品。另外，最好選用SPF值高於15的無油脂型防曬霜，這樣不但可防治粉刺，還能預防皺紋和皮膚癌。

治療粉刺的飲食竅門

1.應少食奶油、肥豬肉等脂肪含量高的食物及油炸食品，因為它們會使皮脂腺分泌皮脂量增加，使皮膚更容易出油。

2.應以清淡的食物、素食為主；不食或少食辛辣厚味，如辣椒、生蔥、生蒜等；少飲或不飲咖啡、濃茶和烈性酒，這些食物會導致體內雄性激素分泌量增加，雄性激素分泌量增加會導致皮脂腺分泌皮脂增多，這樣就會導致粉刺更加嚴重，因此清淡飲食是消除粉刺的重大因素。

3.少食腥味的食物及海產品類，比如魚、羊肉、貝殼、蝦類；溫熱性食物如牛肉、韭菜等也要少吃一些。

4.不宜多食含糖量高的食物，如各種糖果及巧克力，糖分進入人體後會轉化為脂肪，脂肪過多會使皮脂的分泌量變多。

細節提示

日常生活中要注意哪些食物會導致粉刺情況加重，當然，盲目的禁食也不可取，那樣會引起營養不良。合理的飲食搭配才是消除粉刺的最佳途徑。

⑤ 良好的聽力要時時維護

倘若長時間接觸人聲喧嘩、車輛喧鬧、機器轟鳴等各種雜訊，會使聽力急劇減退，中老年人本就處於衰退期的聽力更容易疲勞，嚴重時甚至會出現雜訊性耳聾。所以，減少或避免雜訊是中年人保護聽力最重要的工作。

中年男性若經常處於惱怒、急躁的狀態中，就會破壞自主神經的正常調節功能，使聽覺神經營養障礙和內耳器官水腫、缺血，這樣就可能爆發耳聾或出現聽力銳減。因此，中年男性應該學會減壓，讓自己生活在一個愉快輕鬆的環境中。

八大不良習慣對耳朵的影響

1.異物塞入耳道：一些蚊蟲之類的小蟲爬入或飛入耳朵裡，避免直接用器械取出，而應用油或酒滴入耳內，將小蟲迅速殺死或淹死後再取出。

2.挖耳：這樣做很容易損傷耳道壁，嚴重的會傷及內耳和中耳，導致耳聾。

3.濫用藥物：用新藥之前必須詢問醫生對耳朵有無傷害。

4.捏緊雙鼻用力擤：擤鼻若是不妥當，就會將鼻涕擤到中耳裡去。最標準的擤鼻方法是用手指按住一側鼻孔，運氣要分次，壓力緩而漸重，一側一側地進行清理。

5.常在雜訊環境中，且不戴防聲耳罩或耳塞，很容易患上雜訊性耳聾，如聽音樂聲音過大或者時間過長，都會使聽力下降。

6.跳水姿勢不正確，導致氣壓變化，引起鼓膜穿孔。

7.吸煙飲酒，飲食不合理，心情不好，過勞焦慮，不積極防治心血

管疾病，不運動，都會加速聽力下降。

8.潛水、搭機或高壓氧艙治療中，若不注意做吞嚥動作，會導致損傷性中耳炎。

兩種按摩養耳竅門

1.手心搓腳心：手上有勞宮穴，腳底部有一個腎經的穴位稱為湧泉穴。中年男性可以在沒事時左、右手交叉坐在床上，用手心拍打腳心，或者用掌心搓腳心，這樣可將腎臟的作用發揮到最大，把氣往下引，將上面的虛火拽下來，這樣上面沒有病因，病情自然就會好轉。用手心搓腳心可幫助疏通人體的氣機，氣機一順，經脈就會流暢起來，耳朵上的疾病自然就可得到改善。

2.鳴天鼓：後腦勺又叫做天鼓，鳴天鼓要用到勞宮穴和聽聞穴。鳴天鼓的正確做法是：首先用手掌心，也就是用勞宮穴貼緊耳孔，將整個手置於後腦勺上，食指放在中指上，然後往下一彈，這樣就會出現一個彈擊的力量，就這樣持續地彈擊後腦勺，然後突然放鬆，耳朵就會有一種極為清爽的感覺。長期堅持對耳朵有很好的保健作用。

有助保持良好聽力的食物

1.富含鎂的食物：如核桃、紅棗、香蕉、芝麻、芥菜、鳳梨、菠菜、雜糧、紫菜、海帶等，耳動脈中若是缺乏鎂就會對耳動脈功能造成影響，使聽力受損。

2.富含維生素A和β-胡蘿蔔素的食物：如南瓜、胡蘿蔔、鮮橘、雞蛋、番茄、萵苣等。維生素A和β-胡蘿蔔素能給中耳上皮細胞和內耳的感覺細胞提供營養，增強耳細胞活力。

3.富含鋅的食物：如瘦肉、魚、乳製品、牛羊肉、酵母、啤酒、核

桃、芝麻、大豆、花生、全麥麵、糙米等。鋅可幫助脂肪代謝，使耳動脈血管得到保護。

4.含鈣和維生素D的食物：如鈣片、脫脂奶、骨頭湯等。鈣和維生素D不但可保持鼓室內的小骨骼，使耳骨得到增強，避免耳朵出現和骨質疏鬆一樣的耳硬化症，且能夠淨化耳動脈，提高耳功能。

6 鼻子的保養與流鼻血的防治

鼻子作為呼吸道的外大門，有呼出二氧化碳廢氣及吸入氧氣的作用，但這也成為病毒、細菌等致病物質進入體內的通道。

生活在現代社會，無法避免與各種被污染的空氣打交道，因此鼻腔中常會留下此類污染物所造成的大量污垢。若是沒及時、有效的清潔，鼻腔黏膜的健康就會受到威脅。中年男性應該學會經常給鼻子「洗洗澡」，尤其是在早上起床洗臉時多用冷水洗鼻，可改善鼻黏膜的血液循環，增強鼻子對外界環境的適應力，這樣，感冒等一系列呼吸道疾病的適應能力就會增強。

鼻子的保養方式

1.鼻外按摩：用右手或左手的食指與拇指，夾住鼻根兩側用力拉，上下連拉10次左右，可幫助鼻黏膜更好地循環，鼻黏膜液也可以得到正常的分泌；還可促進黏膜上皮細胞的纖毛擺動，將混在鼻腔分泌液內的細菌、灰塵由喉部排出體外。

2.浴鼻鍛煉：不管是哪個季節，都應該用冷水洗鼻子，這樣做可改善血液和鼻黏膜循環，增強鼻子適應不同天氣的能力。

3.中藥塞鼻：將野菊花放在蜂蜜水中蒸煮，蒸好後將其曬乾，研成粉末，和蜂蜜混合調勻，使用時取少許塗抹於鼻腔即可，每天3次。野菊花性味苦寒，有解毒清熱的功效，對流感病毒金黃色葡萄球菌、溶血性鏈球菌均有抑制作用。

4.鼻內按摩：將食指和拇指分別插入左右鼻腔內，將鼻中軟骨捏住，向下輕微拉扯數十次，可增強鼻黏膜的抗病能力，預防鼻炎和感冒，還能使鼻腔黏膜處於正常的濕度。拉動鼻中膈軟骨，對萎縮性鼻炎也有很好的防治效果。

流鼻血的防治

鼻子最煩惱的問題大概就是流鼻血了，因為它毫無徵兆，且很難徹底治癒，那麼流鼻血時該怎麼辦呢？

1.塞濕棉花或紗布：在兩邊鼻孔內各塞進已消毒的濕紗布一塊，也可利用鼻腔噴液或去充血劑將棉花蘸濕，塞入鼻孔，都有很好的止血效果。另外，白醋也有很好的止血效果，但是醋酸進入鼻腔後有輕微的灼燒感。需要注意的是，去充血劑只有止血效果，不能治癒，若是濫用就會傷害鼻黏膜。

2.將血塊擤出：止血前應先試著將血塊擤出，因為血塊若是堵在血管內，會阻礙血管閉合。血管內有彈性纖維，必須將血塊除去，此類彈性纖維才可收縮起來，關閉流血的開口。或是擤完鼻子時將鼻子稍微捏住，也有不錯的效果。

3.坐直：流鼻血時若仰頭或躺下，血液會流到食道，因此應該端坐在椅子上，同時避免頭部後仰。

4.捏住鼻子：在將鼻內血塊清除並塞入棉花後，可用食指及拇指將鼻孔捏在一起，按壓大約5分鐘，若還流血，可繼續按壓5分鐘，一般

都有很好的止血效果。

5.塗抹軟膏：當鼻血被控制後，可在鼻腔內塗抹一些維生素E軟膏，每天塗抹3次。維生素E軟膏可幫助癒合傷口，還有很好的止癢效果，且可避免黏液乾硬，這樣就可避免挖鼻孔的衝動。若是鼻黏膜過於乾燥並出現疼痛，可使用治痢草或蘆薈軟膏。

6.冰敷：冰冷可減少流血及收縮血管，因此可用冰毛巾或碎冰冷敷臉頰、頸部及鼻子。

7.勿挖鼻孔：止血後應及時躺下來休息一段時間，未來幾天內也要少做一些劇烈活動，因為鼻腔內的血管破裂，至少需要一個星期才可完全恢復，若在這期間劇烈運動，也許會導致結痂脫落，導致流鼻血復發。

8.戒煙：抽煙會使鼻腔黏膜乾燥的情況更為嚴重，很容易流鼻血。

9.增加空氣濕度：你吸入一口空氣，鼻子必須保證這口空氣到達肺部時是濕潤的，所以，若是周邊環境比較乾燥，鼻子的工作量就會增加，因此在氣候比較乾燥的春冬季節，可採用加濕機來補充空氣濕度，加濕機中最好使用白開水，避免水源不潔。

細節提示

中年男性若是經常流鼻血，不能只考慮到止血，應該檢查原因，還應該多食用一些富含鐵質的食物，幫助身體造血。鐵是血紅蛋白的重要組成成分，而血紅蛋白又是紅血球的主要物質。另外，身體組織的健康離不開膠原蛋白，而膠原蛋白的形成離不開維生素C，膠原蛋白在上呼吸道可幫助黏液附著於適當的場所，讓鼻腔始終保持濕潤的狀態，因此維生素C的補充也很重要。

⑦ 自信來源於清新的口氣

　　夜間睡覺時，口腔內處於封閉狀態，空氣無法流通，且分泌物很多，這樣就會滋生很多細菌，因此中年男性常常在早上起床時感覺口腔內存在異味。口腔有異味表明腸胃功能不好，也就是中醫說的胃火盛。

　　中年男性應該養成好習慣，早上起床後先刷牙再吃東西，這樣可避免細菌隨著食物進入肚子，同時可多吃一些去火的食物，比如在用餐前喝一些蜂蜜水，白天上班時飲用菊花茶等，這些對去除口腔異味都很好。

引起口腔異味的原因

　　1.齲齒、牙周疾病。

　　2.消化不良，心理壓力過大，特別是唾液分泌減少，導致口乾。

　　3.食物殘渣長時間留在口腔內，細菌會有發酵腐敗分解的作用。

　　4.急性上火。

　　5.患有消化道疾病，如消化不良，缺乏胃動力等。

　　6.其他因素，如遺傳。

口腔異味的危害

　　1.病菌若是長驅直入體內，就會引起支氣管炎及慢性氣管炎、心臟病、腎炎等。

　　2.會導致咽部鼻部黏膜增生，咽部淋巴結腫大，降低免疫功能。

　　3.毒素吸收可造成頭痛、頭暈、精力減退、疲乏、低熱、消瘦等全身反應。

　　4.炎性分泌物長期被嚥入胃中，可引起食道炎、消化不良、腸炎、

胃炎。

　　5.口腔有異味的人往往不敢和別人近距離接觸,自卑心理就會產生,影響正常的人際交流。

除口腔異味的救急辦法

　　口腔異味若是因為生理疾病而出現,就必須對此類疾病進行徹底的治療。若是這種疾病的治療需要一些時間,而日常生活中與人交流、接觸還不能減少,那麼一些臨時的措施就能派上用場。

　　嚼口香糖就是一個簡單有效的方法,若是不想對方聞到口香糖的味道,也可嚼肉桂;口腔乾燥時會減少唾液的分泌,這種環境有利於細菌繁殖,所以及時補水也很重要;隨時隨地保持舌面清潔;接觸他人前,可以嚼少量的麵包,這對口臭尤其是饑餓性口臭有極為明顯的效果。上述方法都是一些臨時做法,想要徹底解決,還是應該去醫院做個檢查,在醫生的指導下進行治療。

能除口腔異味的食物

　　1.優酪乳:長期飲用優酪乳可使口腔中的硫化氫含量大幅降低,而口腔出現異味的主要元兇就是這種物質。堅持飲用優酪乳還可有效殺滅口腔內的有害細菌,防止這些細菌引起牙菌斑或牙床疾病,但必須是天然原味的優酪乳,加入糖分的優酪乳沒有這樣的效果。

　　2.香芹菜:這種草本植物對口腔異味有極佳的清除效果,特別是煙味。若是家中沒有香芹菜,薄荷、香菜也能有相同的效果。為了讓效果更明顯,可延長咀嚼時間,也可直接泡茶飲用。

　　3.富含維生素C的食物:西瓜、柑橘、草莓和其他富含維生素C的食物可讓口腔長期處於消毒的環境,避免有害菌孳生,且維生素C還有

一定的清潔效果。

4.富含纖維素的水果蔬菜：包括芹菜、胡蘿蔔、蘋果等，這些蔬果可促進口腔分泌出更多唾液，唾液不但可使口腔更加濕潤，還可清除塞在牙縫中或附著在牙齒上的食物殘渣。要知道，口腔異味的重要來源就是食物殘渣。

治療口腔異味的妙方

1.咀嚼花生米、茶葉或甘草，咀嚼時間儘量地長，才能最大限度地發揮此類食物特有的香氣，使口氣得到徹底的淨化。

2.堅持淡鹽水漱口可消炎殺菌，避免口臭。

3.可買一些茴香或香菜種子，在飲用咖啡或就用餐後咀嚼幾顆種子，對清潔口腔異味效果很好。

4.蘋果和其他酥脆多汁的水果，如橘子、梨，都含有大量的膳食纖維，咀嚼時就產生了清洗口腔的效果。

細節提示

　　每天用心刷牙兩次，平時也應該堅持用牙線清潔口腔。要知道，殘留在牙齦和牙縫中的細菌和食物只有用牙線才能清除乾淨，若是沒有將其及時清除，口腔異味也許就會出現。舌頭也要時常清理，若是舌頭上有細菌也會對口氣造成破壞，所以刷牙時別忘了清潔舌頭。

⑧ 正確刷牙常保牙齒健康

擁有健康的牙齒可讓我們享用各種各樣的美味佳餚，良好的咀嚼能力還可促進唾液分泌、加強牙齦強度，這兩點都是消化過程中不可缺少的一部分。而除去一些遺傳因素，牙齒的好壞就取決於飲食習慣和牙齒保健。

保護牙齒的幾個竅門

1.若是感覺牙齒不正常，應該及時就醫。遇有壞牙、蛀牙，應予以拔除或修補。

2.保持正確的刷牙習慣。刷牙早晚兩次不可少，飯後注意漱口，刷牙的次數不能太多，刷牙的時間也不能太長，否則會對牙齒造成損害。同時也要注意刷牙的方法：豎著刷，順著牙，刷完裡面再刷外面；橫向來回用力刷不可取，這樣對牙齦有很大的傷害。

3.平時應該保持牙齒衛生，糖果等甜食應該少吃，特別是睡覺前千萬不能吃糖，或至少應該在吃完後徹底清潔牙齒，否則易形成齲齒。

要做到上述幾點並不難，關鍵就是要保持下去。

防蛀秘笈，讓你徹底告別蛀牙

牙病中最常見的就是蛀牙，因此防蛀也成為保護牙齒重要的一環：

1.每隔3天應該用一次含氟的水漱口，因為漱口水能到達牙膏無法到達的牙縫深處，清除牙菌斑和牙垢，但多用不可取。

2.若是用含氟牙膏刷牙，可以口含泡沫漱口2～3分鐘，讓泡沫到達口腔的每個位置，然後吐掉。這樣做使氟離子溶解於泡沫中，牙齒很

容易就可吸收利用，特別是已有微小蛀斑處，這對已經出現牙菌斑的人也很有效。

3.餐後刷牙，若是無法做到也要盡量以溫水漱口，並且不能隨便漱幾口就吐掉，應該用力漱100下才行；吃零食以後也應該漱口。

4.很淺的齲洞、很微小的蛀斑、牙菌斑，用含氟牙膏都能很好的解決，完全不需要填補。

5.選用含氟牙膏時需注意，含氟量不可小於牙膏總重的0.04%，同時不能大於0.15%；游離氟或可溶氟則不可小於0.04%。一般用0.11%的即可，若是牙菌斑較多且比較嚴重，用0.14%～0.15%的牙膏，一般堅持一個月，都可得到明顯改善，持續使用3個月就可徹底清除。另外，一些所謂的美白牙膏不要使用，那只會讓牙齒變得更加脆弱。

刷牙的竅門

1.刷牙的方法：科學的刷牙方法應該是刷下牙時方向朝上，刷上牙時方向朝下，同時用力均勻不輕不重，刷牙時間控制在3分鐘左右。每天刷3次牙最為標準，即使時間不容許，每天刷牙兩次也必不可少。正確的刷牙方法可除去牙齒表面和牙間隙的菌斑、食物殘渣和軟垢，避免牙齒結石的堆積，讓牙齒變白，還能有按摩牙齒的作用，有利於牙周組織與牙齒的健康。

2.刷牙的水溫：水溫過涼會刺激牙齒神經，水溫過熱會導致牙齒血管擴張，因此適當的刷牙水溫很重要。

3.牙刷種類：要選擇毛質較軟、適合自己口形的牙刷，太軟太硬的牙刷都會刺激牙齦，尤其是過硬的刷毛會導致牙齦出血，因此選用牙刷時必須和自身情況相符合。冬季時若覺得牙刷過硬，可先將牙刷置於溫水中浸泡一段時間，讓牙刷變軟再使用。

保健牙齒要做到合理用氟、科學刷牙；飯後漱口，少吃含糖多的食物，同時每半年或一年做一次口腔檢查。

細節提示

人到中年，在工作和生活壓力無比巨大的同時，可保有一口好牙，是人體健康的重要標誌，因為一口好牙是正常咀嚼功能得以開展的前提，這樣才能使攝入的食物得到更好的消化和吸收，使人體的代謝始終維持在平衡狀態。

9 瞭解哮喘方能根治哮喘

哮喘，相信大家都不陌生，在現實中，這種疾病的發病率在不斷提高，且發病的年齡也在不斷下降，從老年人逐漸向中年人擴張。

支氣管出現哮喘有很多原因，有的原因一目了然，有些原因卻很隱蔽，需要患者和醫生一起分析才能找出來，尤其是患者本人，必須對每一次出現哮喘的事項記錄下來，這樣對於自己的治療會有很大幫助。

誘發支氣管哮喘的原因

1.環境因素：如吸入塵、煙和油漆、汽油或植物油等氣味以及強冷空氣，這些對支氣管黏膜下的感覺神經末梢都有極強的刺激作用，反射性地引起咳嗽和迷走神經興奮，使支氣管平滑肌出現痙攣。

2.過敏因素：不少哮喘患者都是因過敏而引起，貓狗、塵蟎等動物的真菌、皮垢、牛奶、花粉、蠶絲、禽蛋、飛蛾、羽毛、真菌、棉絮

等都是重要的過敏原。

3.微生物感染：上呼吸道感染和感冒是最常見的誘因，氣候多變或冬春季節時更為明顯。呼吸道感染，特別是病毒感染，很容易引發哮喘。

4.氣候因素：冬春季節氣候寒冷，很容易受涼感冒，使呼吸道受到感染，也可能是氣壓降低或天氣突然變化，這些都會引起支氣管哮喘發作。

5.精神因素：情緒波動往往是哮喘出現的誘因，諸如悲傷、憂慮、大笑大哭、過度興奮等都會引起哮喘發作。

6.職業性因素：這方面涉及面廣，如醫護人員對某些藥物過敏，化工企業、製藥業工人對某些原料或藥物過敏等。

7.過勞：緊張的競技性運動，長時間或強烈的體力勞動，都有可能引起哮喘。

哮喘病的飲食營養原則

1.過敏性體質者應該少吃一些異性蛋白類食物，若是發現某種食物會誘發哮喘，以後就應該禁食。同時應多攝入植物性大豆蛋白，如豆類及豆製品等。

2.支氣管哮喘患者的飲食應少刺激，宜清淡，不宜過甜、過鹹、過飽，忌辛辣、生冷等刺激性食物以及酒類。

3.經常食用菌類可增強身體對此類疾病的調節能力，如蘑菇、香菇，這類食物含多糖，可增強人體對疾病的抵抗力，降低支氣管哮喘的發作。

4.飲食應注重各種營養素的平衡和充足，特別應增加抗氧化營養素如維生素C、維生素E、β-胡蘿蔔素及微量元素硒等。抗氧化營養素對

體內的自由基有很大的殺傷效果，將自由基對組織的損傷降到最低，而硒可有效預防哮喘病發作，它在大蒜、海蜇、海帶中含量豐富，維生素C、維生素E、 β-胡蘿蔔素在新鮮水果及蔬菜中含量豐富。

哮喘病食療方

杏仁粥

10克杏仁去皮，研細，用水煎煮留汁去渣，加50克白米，適量冰糖，再加入水煮粥；每天兩次，趁溫熱食用。能止咳定喘、宣肺化痰，是治療咳喘病的良藥。

核桃仁

取1000克核桃仁研細，補骨脂500克，研為細末，蜜調如飴，早上起床時可和酒一起服用，不善飲酒者可用溫開水調服，忌羊肉。適用於氣喘、肺虛久嗽、病後虛弱、便秘等症。

蜜餞雙仁

250克炒甜杏仁，用水煮1小時，加250克核桃仁，收汁，鍋將乾時加500克蜂蜜，攪勻煮沸即可。杏仁性溫苦辛，能宣肺除痰，降肺氣；本方可止咳平喘潤燥，補腎益肺。

哮喘病的按摩治療

1.按揉豐隆穴、關元穴、膻中穴

作用：經常按揉膻中穴，可使呼吸順暢；按揉關元穴可培元固本，幫助身體分泌出抗炎物質；按揉豐隆穴專門用於化痰，這是人體治痰最為有效的穴位。

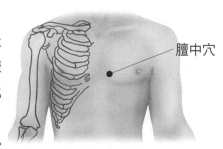

膻中穴

位置：豐隆穴位於外踝尖上8寸，小

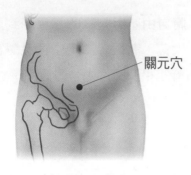

關元穴

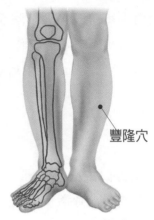

豐隆穴

腿前外側，條口外，距脛骨前緣中指處；關元穴位於下腹部前正中線上，臍中下3寸；膻中穴位於胸部前正中線上，兩乳頭連線的中點，平第4肋間。

2.按揉風池穴，推拿頸項部

作用：對感冒風寒有很好的預防效果，若是每天進行5次以上，每次達到1分鐘，可增強免疫力，緩解哮喘症狀。按揉時儘量閉眼並放鬆。

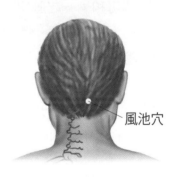

風池穴

位置：風池穴位於頸部，與風府相平，枕骨之下，胸鎖斜方肌與乳突肌上端之間的凹陷處。

除了上述兩種推拿方法，也可用手掌推擦兩脅及胸肩部20次，感覺有微熱即可；之後，按揉胸肩部的中府穴、雲門穴，這兩處穴位對治療哮喘都很有效。中府穴的位置在胸外側，平第一肋間隙處，雲門下1寸，距前正中線6寸；雲門穴的位置在胸外側，鎖骨下窩凹陷處，肩胛骨喙突上方，距前正中線6寸。

⑩ 拒絕流感與感冒

　　感冒是常見疾病，即使在今天，也沒有一個徹底的治癒方法，只能在感冒出現以後對症下藥。中年人長期工作勞累、缺乏休息和運動，且生活毫無規律，導致身體對疾病的抵抗能力大幅下降，患上感冒的機率就大大增加。那麼感冒需要注意什麼？又有哪些好的防治辦法呢？

飲食可防治感冒

　　1.多食蘿蔔：蘿蔔中的蘿蔔素對感冒的防治有奇效。具體做法是把蘿蔔切碎，然後壓出汁水，再將生薑搗碎壓出少量薑汁，和蘿蔔汁混合在一起，再加蜂蜜或白糖，拌勻後調入白開水，作為飲料服用，每天3次，堅持兩天就能見效，本方可祛寒、解毒、清熱，防治感冒。

　　2.喝雞湯：雞湯對呼吸道及咽喉炎症有抑制作用，對消除感冒引起的流涕、鼻塞、咽喉痛、咳嗽等症狀有極佳療效。雞肉中富含人體所需的多種氨基酸，營養全面而豐富，可增強人體對感冒病毒的抵抗力，雞肉中還含有增強鼻腔液分泌和咽部血液循環的化學元素，這對清除呼吸道病毒，保護呼吸道通暢，加快感冒痊癒有極佳的效果。

　　3.少吃食鹽：少吃含鈉的食鹽可使唾液中溶菌酶的含量提高，保護咽喉、口腔部黏膜上皮細胞，讓其分泌出更多的干擾素及免疫球蛋白A來對付感冒病毒。每天儘量將食鹽的攝入量控制在5克以內，這對感冒有極佳的防治效果。

　　4.糖薑茶合飲：感冒一般都是由外感風寒之邪所致，常有流涕、鼻塞、頭痛及關節酸痛等症狀，甚至有發熱、怕冷等症狀，可用紅茶、生薑、紅糖各適量，煮湯飲，每天兩次，不但可驅寒暖身，對感冒防

治也有奇效。

5.多吃佐料：乾辣椒、生薑有助止咳化痰，驅逐感冒病毒，大蒜也可增強人體的免疫能力，燒菜時加入這些佐料，對防治感冒有很好的效果。

6.沖服蜂蜜：蜂蜜中富含多種生物活性物質，可最大限度地發揮人體免疫功能，每天早晚沖服兩次，對感冒及其他病毒性疾病有很好的防治效果。

7.服酵母：在製作麵包的酵母中，有一種物質可避免感冒病毒在人體內擴散，但僅限於普通感冒，對流感則沒有明顯效果。

生活上防治感冒的竅門

1.按摩鼻翼：兩手微握拳，用大拇指背部從上到下按摩鼻翼兩側；每天上午9點和下午3點按摩鼻子20次，以局部紅、熱為度。這樣做可促進鼻部血液循環，讓黏膜細胞更多的分泌，並通過纖毛的定向擺動，將一些對身體不利的有害物質如感冒病毒排出體外。

2.食醋薰蒸、滴鼻：用涼開水將食醋稀釋，配製成5%～10%的溶液滴鼻，每天使用5次，每次向鼻內滴入2～3滴，對普通感冒及流感有很好的防治效果，特別是剛出現感冒症狀時效果最佳。食醋對潛伏在鼻咽部的感冒病毒有很好的消滅效果，即使是在流感盛行的時節，食醋滴鼻依然能有極佳的效果。另外，食醋薰蒸對治療感冒也很有效，將食醋100克置於火爐上薰蒸，不但可讓室內充滿香氣，且能徹底殺滅空氣中的感冒病毒；流感盛行時期，每天可進行兩次以上。

3.多睡覺：人在睡覺時體內有益菌可製造出一種叫胞壁酸的物質，這種物質可大幅提高人體免疫能力，加速對體內病毒細菌的消滅，使感冒及其他病毒所致的疾病更快痊癒，這就是為什麼醫生總是勸感冒

的病人要多休息的原因。

4.穴位按摩：用雙手的中指、食指、拇指指端（任用一指）按摩鼻流、迎香、鼻道等穴位，然後按摩足心和湧泉穴，直至發熱，使這兩個區域的氣血運行正常，經絡通暢，這樣就可避免風寒入侵，將病毒拒之體外。

5.冷水洗面：這種方法一年四季都可使用，最好從夏季開始，以增強肌膚的適應能力，但要長期堅持，可促進面部血液循環，提高耐寒、抗病能力，避免感冒。

6.呼吸蒸汽：在大口茶杯中，倒入一杯熱水，將面部尤其是鼻孔俯於其上，然後做呼吸運動，一直到杯中的熱水逐漸變溫，每天數次。這種方法治療感冒，尤其是在剛出現感冒症狀時極為有效。

7.搓手掌：每天搓搓手掌，可有效避免感冒出現。具體做法是：對搓兩手拇指根部，直到搓熱為止。這樣對搓大約進行1~2分鐘，就會感覺到整個手掌都在發熱，這樣做可強化身體新陳代謝，促進血液循環，因此可增強體質，預防感冒。

第二章

男性身體的中醫保養

　　男性到了中年，上有老，下有小，不管是生活壓力、工作壓力，還是社會壓力都很大，常常連夜加班、通宵達旦，且無法保證有合理的休息時間，在進食方面也毫無節制，有時為了工作不得不暴飲暴食。同時，許多男性對保健也缺乏正確的認識，使身體很容易就會出現各種疾病，如肥胖、痔瘡、結石等等，這些疾病讓中年男性痛苦不堪。其實，只要在日常生活中注意自我保健，這些問題都可迎刃而解。

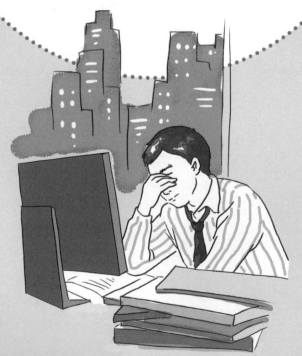

① 免疫力是健康的基石

免疫力其實就是人體對各種有害微生物的免疫能力，人們一般將人體識別和排除異物、對抗外來侵襲的抵抗力叫做免疫力。在人類長期的進化發展中，不斷地和自然界中的各種致病微生物，包括真菌、細菌、病毒等作戰，無論科技多麼發達，無論醫術多麼先進，人體免疫力對身體健康所發揮的作用都無法替代。

人體對疾病的免疫能力必不可缺，那麼想要提高或保持免疫力該怎麼做呢？雖然人體免疫系統的工作很複雜，有特異性也有非特異性，有體內也有體表，但是真想要提高免疫力，其實並不難。

免疫力下降的標誌

1.感冒不斷：感冒像是家常便飯，天氣稍微變涼、變冷，衣服沒有及時加添就會噴嚏不斷，且一旦感冒就極為嚴重，治癒時間長。

2.經常感到疲勞：工作時總是沒精神，時間稍微長一點就感覺疲勞，去醫院檢查也沒有什麼實質性的疾病，睡一覺精神又會回來，就這樣反反復復。

3.嬌氣的腸胃：和同事朋友一起在路邊攤吃飯，別人都沒事，只有你上吐下瀉。

4.傷口容易感染：身上若出現一點小傷痕，幾天之後不但沒有痊癒，還開始紅腫發炎，並開始流膿，一般人休息一段時間就會好，你卻要去醫院打針吃藥。

提高免疫力的實用方法

1.保持樂觀情緒：輕鬆愉快的情緒可讓人保持在最佳狀態，尤其

是壓力巨大的當今社會，若是壓力無法緩解，體內就會分泌出抑制人體免疫功能發揮的荷爾蒙成分，導致感冒及其他疾病更容易上身。

2.睡眠：人體免疫能力受到睡眠很大的影響，高品質的睡眠可讓體內兩種淋巴細胞數量大幅增加，且人在休息時身體可產生一種健康因數，這種因數可使巨噬細胞更活躍，增大肝臟的解毒功能，把入侵的病毒和細菌全部消滅。

3.多運動：每日堅持運動1個小時，每個星期5天，堅持3個月，就會發現免疫能力有了明顯增強，對感冒等疾病的抵抗力大幅提高，但不是要你做劇烈運動，飯後散步就可以。

4.限制飲酒：每天飲用啤酒不能超過一瓶，低度白酒小於100毫升，黃酒小於250毫升。酒精對人體的每個組織幾乎都沒有好處，即使說少量飲用葡萄酒可降低膽固醇，那也是因為葡萄的作用，過量飲用依然會傷害身體。

5.改善體內生態環境：乳酸桿菌、腸道雙歧桿菌等有益菌可提高身體的免疫力，促進負責人體免疫的淋巴細胞不斷分裂繁殖，還可刺激非特異性免疫系統「吃」掉包括衣原體、細菌、病毒等各種致病因素，並在人體內產生大量抗體，提高人體對疾病的免疫能力。

6.適量補充礦物質和維生素：身體對外來侵害的抵抗工具，包括干擾素及各類免疫細胞的活力與數量，都和礦物質與維生素有關。

能提高免疫力的食物

1.含鋅的食物：鋅作為人體必不可少的微量元素之一，參與著人體中很多種酶的作用發揮，同時鋅對免疫能力的調節也有重要作用，還可抗擊病毒及細菌感染。每天攝入的鋅含量高於50毫克，對流感就有很好的預防效果，瘦肉、海產品、豆類食品和粗糧都富含鋅。

2.洋蔥、大蒜：洋蔥和大蒜都屬於熱性食物，有助改善體質。大蒜具有殺毒殺菌的能力，大蒜的最佳吃法是生食，因為生蒜對提高免疫力、抗病毒能力最強，大蒜素對免疫功能雖有明顯的增強效果，但這種物質一旦加熱就會失去功效。洋蔥也是極佳的殺毒殺菌食物，對細菌和病毒都有明顯的抵抗作用。

3.雞湯：雞湯對流感、感冒等上呼吸道感染性疾病有很好的預防作用。雞肉中富含人體所需的多種氨基酸，營養豐富，尤其是所含有的半胱氨酸，對人體免疫能力的增強效果明顯。飲用雞湯還可加速感染的痊癒。

細節提示

想要提高身體的免疫力，首先就要健康飲食，健康飲食需要營養全面、充足且均衡。很多中年男性吃東西只考慮好不好吃、吃不吃得飽、方不方便，很少考慮營養均衡與否，而想要提高免疫力，就不得不考慮營養均衡。

② 排毒，還自己一個健康身體

很多人只關心吃，對排毒卻有所忽略，要明白，你吃的東西越多，身體新陳代謝產生的廢物肯定就越多，特別是工作繁忙、壓力巨大、缺乏運動、睡眠不足的中年男性，若是沒能將身體內部環境和外部環境的毒素及時排出，健康肯定會受到很大的威脅。

體內主要臟器排毒機制

1.潤腸排毒：消化吸收系統的終端就是腸道，它既彎又長，雖然是人體吸收營養的功臣，但更容易隱藏宿便，所以健康的排便習慣有助於排毒，多吃些富含膳食纖維的食物可幫助人體排便，如黑木耳、雜糧、豬血、海帶、蔬菜、糙米等。

2.助肝排毒：肝臟是身體排毒的首要功臣，說得通俗一點，肝臟就是一個巨型的「垃圾處理器」，不分晝夜地為身體「解毒」，因此肝臟常會受到各類有害物質的侵襲，幫助肝臟排毒就顯得尤為重要。可多吃些葡萄和胡蘿蔔，大多數人都知道胡蘿蔔含有胡蘿蔔素，其實胡蘿蔔還富含果膠和維生素A，可和體內的汞離子相結合，使血液中汞離子的濃度有效降低，讓體內汞離子的排出速度更快；而葡萄含有的多酚類物質可極大地殺滅體內的自由基，抗氧化性極為強烈，使肝臟功能保持在最佳狀態，將自由基對人體的傷害降到最低。

3.助腎排毒：腎臟同樣是重要的排毒器官，它負責排泄代謝產物、生成尿液。身體的新陳代謝會產生大量廢物，絕大多數的廢物都需要腎小球的過濾和腎小管的分泌，然後通過尿液排出體外。蘋果、黃瓜等蔬果對腎臟的排毒有促進作用，不但可利尿，還可對尿道及腎臟進行清潔。

飲食排毒法

1.蘆薈：富含菊糖，這是一種來自於菊芋的抽取物，胃部沒辦法對其進行分解酵素，腸道也無法吸收利用，那麼它就會被腸道的有益菌分解利用，這樣腸道就會擁有更多的有益菌，腸道的健康就得以維持。

2.黃瓜：有利尿作用，可對腎臟及尿道進行清潔，促進排出泌尿系統毒素。

3.蜂蜜：含有人體所需的多種維生素和氨基酸，常吃蜂蜜不但可使體內毒素排出，且對神經衰弱和心血管疾病有一定的防治效果。

4.木耳：富含的植物膠質有很強的吸附力，可將消化吸收系統中的雜質清除乾淨，同時可清潔血液。

5.茶葉：其中的維生素C、多糖和茶多酚對體內有毒物質的排出有加速作用。

6.海帶：礦物質和膠質含量高，熱量低，很容易被人體消化吸收，且富含纖維素，排毒效果明顯。

7.菇類：含有多糖類物質，可提高人體排毒能力和免疫能力，同時可增強人體的抗癌能力。

8.苦瓜：含有一種可啟動免疫細胞的蛋白質，能有效清除體內的有毒物質。

9.綠豆：對農藥、重金屬及其他各類食物中毒都有很好的防治作用，還可使有毒物質在體內的代謝更加迅速，促其排出體外。

10.胡蘿蔔：富含的果膠可和汞離子結合，使血液中汞離子的濃度有效降低並加速排出，是一種極佳的排毒食物。堅持食用胡蘿蔔還可改善腸胃系統，幫助消化吸收，體內廢物排出的速度自然就會加快。

運動排毒法

對於飲食模式固定，一時難以改變，並且喜歡運動的中年男性來說，下面的運動排毒法可做為參考：

1.練習腹式呼吸：平躺在床上，先用鼻子用力吸氣，然後屏氣，氣流經過腹腔的同時用鼻子呼氣。

2.每日至少散步30分鐘，同時進行一些舒緩輕柔的運動，如打太極拳、慢跑。

3.運動的同時也要及時補充水分，可飲用綠茶，但千萬不要飲用碳酸飲料，尤其是在排毒的那幾天。

4.溫泉浴可幫助身體出汗，洗10分鐘左右應該用涼水沖洗一次身體，這樣可幫助血液循環。

③ 人體第二心臟——足部的呵護

足部作為人體的「第二心臟」，其實就是一個「晴雨表」，可以極為準確地反映出一個人的健康狀況。足療是運用中醫原理，集保健、治療和檢查為一體的無創傷自然療法，它包括兩部分：足部按摩和足浴。

人體的五臟六腑在足部都有相應的投影，和人體臟腑連接的12條經脈，其中有一半都起於足部。腳是足三陽之終，足三陰之始，雙腳上有60個和內外環境相通的穴位，若是堅持在睡覺前用熱水泡腳，就可對這些穴位進行刺激，舒通全身經絡、調節內臟功能、促進氣血運行，從而達到滋補元氣、益氣化瘀、祛病驅邪的目的。

足療對身體的作用

1.疏通經絡氣血：在人體十二經脈中有六條經脈都會到達足部，即足三陽經（足太陽膀胱經、足少陽膽經、足陽明胃經）、足三陰經（足少陰腎經、足厥陰肝經、足太陰脾經），通過足部刮痧按摩治療可解除病痛，疏通經絡，恢復和調節人體臟腑功能，使病變、失調的臟腑功能得以重新調整和修復，最終恢復正常。

2.促進血液循環：人體中距離心臟最遠的位置就是足部，若是腳部末梢循環出現障礙，血液循環就無法暢通，進而導致全身組織器官功能下降、新陳代謝出現問題。進行足部按摩可促進足部血液循環，進而保持全身血液循環，使人體新陳代謝加速進行，營養就能得到及時補充，身體自然就會健康。

3.調節神經系統：足部雖小，卻分佈著很多神經組織，對足底反射區進行有效刺激，可調節相應組織器官的功能，使不正常的得以恢復和改善，正常的更強壯。

足療的常用手法

1.雙指鉗法

要領：操作者的小指、無名指第1、2指關節屈曲90度緊扣在掌心，中指屈曲後插入到被按摩足趾和另外一足趾間作為襯托，食指第1關節屈曲90度，第2關節的尺側面（靠小指側）必須放在準備按摩的反射區上，拇指指腹則緊緊按在食指第2關節的橈側面上，借拇指關節的屈伸動作按壓食指第2關節，對反射區造成刺激。

發力點：靠拇指關節的屈伸動作將食指帶動起來向反射區發力，中指不用動，輔助襯托即可。

適用範圍：甲狀旁腺反射區、頸椎反射區。

2.拇指推掌法

要領：操作者的中指、食指、小指、無名指的第1、2關節微屈，拇指指腹和其他4指對掌，大開虎口。

發力點：拇指指腹的橈側。

適用範圍：足背反射區、足外側反射區、足內側反射區。

3.單食指鉤掌法

要領：操作者的小指、無名指、中指的第1、2關節屈曲90度在掌心緊扣，拇指指關節微屈，食指第1關節屈曲，第2關節屈曲45度，食指末節指腹指向掌心，大開虎口，食指與拇指形成對峙的架式，像一把鐮刀。

發力點：食指第2指關節屈曲45度後的頂點或食指末節指腹的橈側或食指第1指關節屈曲90度後頂點的橈側（靠拇指側）。

適用範圍：足外側反射區、足內側反射區、足底反射區。

足療注意事項

1.足療保健的時間最好控制在半個小時左右，只有規定的足浴時間和一定的溫度才可保證藥效得到最大程度的發揮。

2.足浴時最佳的水溫在40～45℃，若是水溫可根據足部的適應程度逐漸加熱，效果更佳。

3.足浴足療時，一些藥物也許會導致局部皮膚搔癢、發紅或起泡。

4.飯後一個小時內最好不要進行足浴。

5.足浴會導致下肢血管擴展，血流量增加，從而引起頭部短暫貧血，而出現目眩、頭暈。

6.足浴所用外治藥物，劑量較大，一些藥物還有毒性，因此不能進

入口腹之中。

　　7.足療後的半個小時內應多喝些白開水，可促進血液循環，有良好的排毒效果。

　　8.有出血等症狀的患者最好不要進行足浴，身體虛弱有心臟病者，足浴的時間也不要太長，一般控制在10分鐘以內。

　　9.若是足部有傷口也儘量不要足療。

細節提示

　　足浴和洗腳有很大的不同，洗腳的主要目的是將足部皮膚表面的汗液、污垢及細菌清除掉，而足浴是利用熱力和藥力的協同作用來發揮保健效果，藥液需要足量溫度的支援，溫度稍低藥液就需要更換。足浴後應及時將水分擦乾，穿上襪子，避免著涼。進行足浴之前必須先將足部的汗液、污垢及細菌清理掉。

④ 威風的二郎腿，暗藏殺機

　　蹺二郎腿時往往會壓迫到被墊壓的膝蓋，這樣會對下肢的血液循環造成不良影響，且長期讓兩腿保持一個姿勢很容易麻木，若是同時阻礙了血液循環，也許會出現栓塞或腿部靜脈曲張，尤其是患心臟病、糖尿病、高血壓的中年男性，長期蹺二郎腿會使病情更為嚴重。

蹺二郎腿易引發的疾病

　　1.男性生殖健康：蹺二郎腿時兩腿往往較緊地夾在一起，導致生殖器官及周圍的溫度上升，這種高溫其實不利於精子生長，時間一長

就會影響到生育功能。所以為了健康，蹺二郎腿的時間要控制在10分鐘以內，同時雙腿也不要交叉過緊，若是感覺大腿內側有汗漬滲出，應該去通風處走一走，將熱量散發出去。

2.小心變成O型腿：兩腿交疊，蹺起的腳會向內收縮，容易引起該腿部的韌帶變得肥厚甚至發炎，出現嚴重的腫痛，時間一長，會變成O型腿。

3.退化性關節炎提前出現：被壓的腳長期受另一腳的壓力，這種異常的外力會加劇膝蓋的磨損和退化，導致出現關節炎。不少人未老先衰，剛邁入40歲就出現了退化性關節炎，很大一部分都是因為這個原因，更可怕的是這種疾病無法逆轉，一旦出現，只能延緩，因此膝蓋已出現疼痛的中年男性必須對這個壞習慣有所注意。

4.導致脊椎變形，引起背疼：正常人的脊椎應該是一個「S」形，但如果長期蹺二郎腿就會導致駝背，時間一長，脊椎就會變成可怕的「C」字形，造成胸椎與腰椎壓力分佈不均，且這種坐姿還會對脊神經造成壓迫，引起背疼痛。長期坐著缺乏活動的中年男性應該保持正確的坐姿，不要沒事就把腿蹺起來，若是一時難以改正，就應該逐漸縮短蹺腿的時間，過一段時間就更換一種姿勢，也可在長時間坐著以後，起來稍微活動活動身體。

5.椎骨也會受到很大影響：不單單是靜脈曲張、腿部腫痛的毛病，蹺二郎腿還會導致脊椎和腰椎異常，包括椎間盤破損突出、脊椎側變等，相對急性疾病來說，此類慢性疾病的治療更為棘手。蹺二郎腿這個不好的習慣，不但會使髖關節的位置不平衡，還會導致骨盆位置出現偏離，脊椎和腰椎的角度發生改變。長時間蹺二郎腿，脊椎、腰椎和骨盆偏位，不但會引發下背痛、腰痛，還會引起長短腳，兩側膝蓋承受的壓力出現不同，受壓較大的一側膝蓋提前「退休」，使得各種

骨類疾病接踵而至，全身都會出現問題。

六種錯誤坐姿

除了蹺二郎腿之外，還有幾種錯誤的坐姿對健康、對形象大不利：

1.隨意架腿：坐著時並不是不能架腿，只不過應該將兩條大腿相架，而且不能出現空隙。

2.腳跟觸及地面：坐後若是以腳觸地，最好不要只是腳跟落地，整個足部應該全部放平置於地上。

3.雙腿直伸出去：坐著時儘量避免將雙腿直接向前方伸去，即使前方有桌子，也要避免雙腿通過桌子伸出外面，這樣既不健康也不禮貌。

4.腿部抖動搖晃：和別人面對面坐著時，儘量不要反復搖晃或抖動自己的腿部，這樣往往會對正常的坐姿造成影響，並給對方留下不好的印象。

5.雙腿過度叉開：和別人對面而坐時，儘量避免將雙腿過分叉開，因為這是一種極不文明且失禮的行為，還會影響小腿健康。

6.腿部高蹺蹬踩：為了貪圖舒適，將腿部高高蹺起，踩踏、蹬上、架上身邊的桌椅，或者在自己的座椅上盤坐，這些都會壓迫到腿部神經，不利健康。

細節提示

一般來說，男士的坐姿應該是身體重心垂直向下，挺直腰部，兩腿稍微分開，和肩膀同寬即可，這種坐姿不但健康而且美觀；足部應該平放在地上，小腿與大腿儘量成直角，如果是側坐，上半身應該與腿同時轉向一側，但必須保持肩部平衡。

⑤ 過勞是健康的無形殺手

多數男性都有勞累過度的時候，而每個人對勞累過度的看法與緩解手段則有所不同。其實，過勞一般有兩種，一種是情緒上的，一種是體力上的，這兩種過勞有可能同時發生，也有可能單獨出現。

過勞引起的身心症狀，如腸胃功能弱化、神經衰弱等，若是長時間處在過勞的狀態，身心健康就會受到很大危害。

過勞的「四大罪狀」

1.頸肩腰腿痛：上班族腰腿痛、肩周炎、頸椎病的發病率格外高，這與長期肌肉疲勞、缺少活動、坐姿不良有很大關係，這也是過勞最常見的危害。

2.神經衰弱：心理或生理疲勞的持續時間若是過長，就會導致精神緊張，腦功能紊亂，從而出現神經衰弱，易醒、多夢、失眠、頭暈腦漲、頭部持續性鈍痛、心悸、記憶力減退、注意力渙散等症狀。

3.心腦血管病：過勞的狀態若是持續時間過長，會減緩血流速度，導致血液含氧量大幅降低，使新陳代謝產生的廢物積聚在體內無法排出，這樣一來就會對心、腦細胞造成無法逆轉的損害，容易引發高血脂、腦循環障礙、心肌缺血等疾病。

4.腸胃功能弱化：長期忙於應酬和工作，導致飲食不定，過度疲勞，腸胃肯定就會出現如腹脹、消化不良、反酸、燒心、大便無規律、噯氣等症狀。

緩解疲勞的四條妙計

1.喝健康的水：反復煮沸的開水、裝在熱水瓶中好幾天的開水、

隔夜茶、早上水龍頭剛開時的「死水」，最好別喝。

2.早晨賴床5分鐘：早晨醒來在床上賴上5分鐘很有必要——側臥並打哈欠、深呼吸、活動四肢、伸懶腰，然後慢慢坐起來、慢慢穿衣、慢慢下床，尤其是血壓較高的中年男性，立即起床會引起心、腦血管疾病，導致意外情況出現。

3.勤上廁所：不要憋尿，人在憋尿時，全身都處於一個刺激緊張的狀態，交感神經和胃腸會發生暫時性紊亂，導致血壓升高；也不要憋大便，不規律、不及時地排便習慣，導致大便中的水分被吸收，時間一長，就會出現便秘的現象。

4.酒後別洗澡：酒後洗澡，體內好不容易儲存的葡萄糖就會被消化掉，這樣酒精就會對肝臟的正常功能造成抑制作用，對葡萄糖的再儲存形成阻礙，且洗澡時易出汗，容易導致有效循環血容量不足，引起虛脫。

🍴 消除過勞的食譜

棗仁蓮子粥

　　材料：蓮子20克，酸棗仁10克，白米100克，枸杞20克。

　　做法：所有材料洗淨加水共煮粥，加糖適量。

　　功效：可補腦、安神。

鰻魚山藥粥

　　材料：白米、山藥各50克，活鰻魚1條，各種調料適量。

　　做法：鰻魚洗淨切片置碗中，加入薑、料酒、食鹽、蔥調勻，與白米、山藥共同煮粥服用，每日1次即可。

　　功效：有強筋壯骨、氣血雙補的功效，常服可消除疲勞。

黃芪雞

材料：15克陳皮，30克黃芪，1隻公雞，12克肉桂。

做法：用紗布將中藥包好，和公雞一起放進鍋內，用文火燉熟，食鹽調味，喝湯吃肉。

功效：可調養體力下降、軀體疲勞。

人參糯米粥

材料：糯米、山藥各50克，人參10克，紅糖適量。

做法：人參切成薄片，與山藥、糯米共煮粥，粥快熟時加入紅糖，趁溫服用，每日1次。

功效：有強心、抗疲勞、補益元氣等多種作用；發熱、高血壓患者不宜服用。

> **細節提示**
>
> 不管工作多忙，健康還是第一位，必須給自己留出休息的時間。散步、繪畫、聽音樂對疲勞有很好的消除功效；洗溫水澡也有助消除疲勞，因為溫水洗澡可調節血流，促進全身血液循環，加強人體新陳代謝，有利於將體內疲勞物質排出和營養物質的運輸。

⑥ 擺脫惱人的鼾聲

單純的打鼾其實很正常，每個中年男性多多少少都有打鼾的現象，但若是打鼾時呼吸暫停了則是一件很可怕的事，這種間斷性的打鼾在醫學上被稱為「睡眠呼吸中止症」。

睡眠呼吸中止症的標準是：睡眠中連續7小時有超過30次呼吸停止10秒以上，或者一個小時內有超過5次呼吸停止10秒以上。一些情況較為嚴重的患者，呼吸暫停的時間甚至達到了睡覺時間的一半。

打鼾給健康帶來的影響

1.精神萎靡：夜間會打鼾的人在白天開車很容易出車禍，這是因為很多打鼾的人都以為自己睡得很好，其實恰恰相反。由於夜間發生頻繁的呼吸停止，打鼾的人常有夜間胸悶、憋氣、憋醒及睡眠不寧、輾轉不安、大汗、四肢亂動等現象，其實睡眠品質很差，而這也導致了他們白天特別容易打瞌睡及注意力難以集中等問題。

2.雜訊：打鼾聲音太大會形成很大的雜訊，也許因為這樣你就必須去睡沙發，或者為了不對其他人造成影響，你必須是家裡最後一個睡覺，造成睡眠品質不佳。

3.死亡或休克：這種情況最為嚴重，一般只出現在患有嚴重睡眠呼吸中止症的患者身上，嚴重有可能致死。

4.心血管疾病：若是呼吸經常出現暫停的現象，氧氣與血液的結合受阻，心血管系統承受的負擔就會變得很大，時間一長，很容易出現大腦功能受損、心律失常等情況。

拋棄打鼾的七條鐵律

1.戒煙忌酒：酒精有麻醉作用，會導致肌肉變得鬆弛，鼾聲如雷。打鼾已成習慣的中年男性睡前最好不要喝酒，特別是酒精度較高的烈酒。吸煙則會對呼吸道形成刺激，使呼吸道出現水腫，打鼾就更容易出現。

2.減重：胖人比瘦人更易出現打鼾現象。

3.枕頭儘量放低一些，厚度以單側肩寬最佳。

4.打鼾嚴重者應該睡硬板床，床墊也不可太軟。

5.有些藥物，如抗組胺藥、安眠藥，會使肌肉變得鬆弛，應該避免服用。

6.打鼾已成習慣的中年男性可在衣服後面製作一個小口袋，放置一個小球在裡面，這樣在睡覺時就可避免仰臥。

7.睡覺前可生嚼大蔥。

細節提示

　　側臥位睡眠姿勢，特別是向右側臥睡眠，可避免睡覺時懸雍垂、軟齶、舌鬆弛後墜而使上呼吸道堵塞加重。應該強制自己形成這種睡眠姿勢，因為這和自己的生命健康有很大關係。

⑦ 啤酒肚是不健康的標誌

　　「啤酒肚」（腹型肥胖）曾經是很多成功人士引以為傲的資本，認為這是財富和權力的象徵，但在今天，相信每個人都知道「啤酒肚」是一種不健康的標誌。

　　啤酒肚給中年男性帶來很多危害，如糖尿病、高血壓、冠心病、脂肪肝等，那麼啤酒肚的防治工作該如何進行呢？要消除啤酒肚，首先必須瞭解它出現的原因。

產生「啤酒肚」的原因

　　1.長時間坐著辦公，由於工作時間長導致運動缺乏。

2.心情鬱悶，只能從酒精或食物中尋求安慰。

3.男性很容易在壓力之下出現消化不良、飲食過量而造成體重過重，體重過胖往往又會引起心理壓力，使得工作壓力與體重形成一個惡性循環。

4.還有一些人覺得「心寬體胖」，胖顯示自己生活無憂無慮，所以很多男性在事業穩定以後迅速發胖卻不在意。

5.男性體內一般會有約300億個脂肪細胞，年齡增長會使這些細胞不斷增重。所以，大多數男性到了40歲以後總要比以前重一些，且他的荷爾蒙、基因和減慢了的新陳代謝都會影響到腹部堆積脂肪。

「啤酒肚」的健康飲食處方

1.戒酒或限酒。

2.嚴格控制總熱量的攝入。

3.優質蛋白攝入要充足。除了適量的堅果、豆類及豆製品外，每天還應該吃一個鴨蛋或雞蛋。對有「啤酒肚」的中年男性來說，無污染的淡水魚蝦或深海魚蝦是理想的蛋白質食物來源。

4.選擇低碳水化合物食物。低碳水化合物食物每天的攝入量要控制在250克左右，大概要攝入糧食300克，或薯類700克。多選擇鮮、乾豆類與各種新鮮粗雜糧搭配的主食，可用薯類代替。

5.攝入充足的膳食纖維、礦物質及維生素。粗雜糧和豆類、多種新鮮水果、蔬菜和菌藻類食物等是膳食纖維、礦物質和維生素的最佳來源。每餐要有三種不同顏色、不同種類的蔬菜250克左右，且最好搭配一種以上的菌藻類食物。儘量做到一口飯三口菜；細嚼慢嚥也很重要，可使飽腹感增強。香蕉可代替早餐主食，水果以加餐為主，外加一個水煮蛋和一杯奶。

6.攝入排毒減肥天然飲料和充足水分。 每天要飲用1800毫升左右的白開水和有一定減肥作用的檸檬汁、醋飲料、普洱茶、綠茶及鮮榨的帶纖維的苦瓜汁、番茄汁、西芹汁等，可促進血液循環和新陳代謝。

7.採低鹽、低膽固醇、低脂飲食。 每天脂肪的攝入總量不要超過60克，包括烹調用油和食物中脂肪含量；膽固醇的補充每日只需要1個蛋黃即可；食鹽每天攝入量不要超過6克，患有高血壓的人食鹽的攝入量應低於3克。

細節提示

有氧健身運動是消耗脂肪的基礎，這種運動可使新陳代謝的速度加快。最好的有氧健身運動包括慢走、爬樓梯、騎車和跑步。即使是停止有氧運動的半個小時內，人體消耗熱量的速度仍比平常快，這是最快、最先使腹部脂肪減少的運動。

⑧ 手部藏著身體的健康密碼

手掌紋線是由細的「紋」和粗的「線」組成，「線」屬於天生，一般不會輕易出現改變，除非是體內臟器有很大的改動，線才會出現變動。因此，線的變動也可看出人體的健康狀況。

中年男性身體經常會受到各種疾病的侵害，掌紋自然就會不斷發生改變。若是某些疾病沒有完全康復，手掌上對應的病理紋就不會完全消失，時間一長，掌紋會變得雜亂無章。通過觀察手掌顏色、皮紋、形狀、指甲、紋理，可達到診斷疾病隱患和身體疾病的目的，同

時還能通過對手掌的穴位刺激來調節身體健康。

手指疼痛與身體健康的關係

根據中醫經絡學說，人的五根手指上都有各自的經穴，並且和體內臟器有密切的關係，若是指尖感到特別疼痛，就表示相關的臟器出現了健康問題。你可以將指甲根的部位捏住然後轉動並用力壓，從小指開始，一個一個捏，看看有沒有哪個手指特別疼痛。疼痛部位不同，表示身體的不同部位出現了健康問題。

小指疼痛：小腸或心臟有毛病。靠無名指一側有少澤穴，另一側的小指指尖有少沖穴。心臟與少沖穴有密切關係，因此出現心臟病時用力按壓小指指尖可緩解心臟病。少澤穴和小腸有很大關係，小腸出現問題時用力按壓小指指尖很有幫助。

無名指疼痛：可能是頭痛或喉痛。在無名指的三焦經上有一個關沖穴，身體感染風寒時按壓此處能有良好的效果。

中指疼痛：中指上有一個中沖穴，和心臟有很大關係，一般天氣炎熱到影響心臟時，這裡會劇烈疼痛。

食指疼痛：食指上的商陽穴與大腸相關，按壓此處出現疼痛一般是有便秘現象，也可能是大腸出現問題。

拇指疼痛：拇指中有與肺息息相關的少商經穴，按壓此處出現疼痛說明肺有疾患。

在揉捏時若有疼痛的感覺，即使感覺並不劇烈，也表明體內相應的臟器或組織出了問題，這時應該對疼痛手指進行仔細地揉搓，這對疾病的好轉很有益處。而並非只有雙手，足部也有很多穴位，每天多捏捏也很有好處。要養成捏捏腳、揉揉手的習慣，時間一長，就能強身健體。

從手感溫度檢測自身健康

1.手感寒：多為血液循環較差及心功能衰弱之症，容易疲勞乏力，多夢、難入睡、頭暈頭痛、頭腦不清、心跳心慌；手感比正常人寒者，可見於甲狀腺功能低下、脾腎陽虛、經脈運行不暢、微循環障礙、易感冒、易疲勞、心慌心跳等；手掌寒多為脾胃虛寒，容易消化不良，脾胃消化吸收系統較差，疲倦乏力，便溏，貧血。

2.手感熱：手指熱多見三脂偏高，血黏稠度高，容易疲勞，血壓高；手感熱可見於肝腎陰虛，甲狀腺功能亢進，多見失眠多夢、虛火上浮、口乾口苦、心煩、高血壓、咽喉炎、陰虛勞熱症、糖尿病等；手掌熱多見心煩、失眠多夢、口乾口苦、便秘、糖尿病、咽炎等。

3.寒熱交錯：手掌夏天熱，冬天怕冷者多為血虛；手掌寒、手指熱或手掌熱、手指涼或一隻手熱、一隻手寒，多為陰陽失調，多見冬天怕冷，熱天怕熱；食涼覺寒，食熱上火；虛不受補，上熱下寒；失眠多夢，心煩心躁，容易患上咽喉痛。

細節提示

　　若是手掌經常出汗且手足心發熱，一般是因為陰血虛；若是手足不溫，手掌出冷汗，此為陽虛或氣虛所致；若是只有一側手掌出汗，多為經絡不暢，氣血痹阻；若是四肢厥冷，手掌出汗如珠，淋漓不斷者，為陽氣虛脫之象；如果手掌出汗並且較熱者，一般是由於火氣過大。

⑨ 擺脫「十男九痔」魔咒

　　痔，又名痔核、痔瘡、痔疾、痔病等，醫學所指痔瘡包括混合痔、外痔、內痔，是肛門、肛門黏膜及直腸底部的靜脈叢發生曲張而形成的或多個柔軟的靜脈團的一種慢性疾病。

　　最常見的肛門疾病大概就是痔瘡，俗話說「十男九痔」。痔瘡不但容易患上，且復發的可能性很大，特別是中年男性，工作長期待在辦公室內，也不活動，加上飲食不潔、油膩過重、生活沒規律，更容易患上痔瘡，治療起來也很麻煩，真是痛苦萬分。

中醫解析誘發痔瘡的原因

　　1.便秘：久忍大便，大腸積熱就會導致痔瘡出現。

　　2.飲食不節：易積熱生濕，熱濕下注肛門，就會導致肛門灼痛充血，引發痔瘡。

　　3.勞累過度：久行則氣血縱橫，久坐則血脈不行。瘀血流注肛門，痔疾就會出現。

　　天氣較為寒冷的季節更容易出現痔瘡，主要原因有以下幾點：

　　1.天冷時男性喜歡飲酒和食辣，而酒和刺激辛辣的食物可使肛竇充血，痔瘡出血。

　　2.寒冷刺激會降低體表血管的彈性，增加其周圍阻力，導致血壓升高、小動脈收縮，引起腹部血流速度減慢，這樣下肢靜脈血液無法回流，血液就會瘀積，痔瘡就會出現。

　　3.由於氣溫降低、天氣變冷，人們大多不願出門活動，下肢的血液循環就會受到影響，痔瘡就會出現。

　　4.氣溫降低後，中年男性腎氣容易出現不足，而腎與大腸的傳送能

力關係較為密切，腎虛大便就會乾結，引發痔瘡、便秘。

預防痔瘡的四種方法

1.久坐族，如上班族和職業駕駛在每天上午和下午至少進行10次提肛動作。

2.排便時間儘量不要超過3分鐘，以後逐漸縮短，若是可將排便時間控制在1分鐘內，一些初期的痔瘡都可自癒。

3.便後無法馬上洗浴的人，可用多層柔軟的衛生紙擦拭。

4.習慣性大便乾燥者，每天至少攝入半斤大白菜。

治療痔瘡的運動療法

1.舉骨盆運動：屈膝仰臥，腳跟儘量接近臀部，兩手放在頭下，以肩部和腳掌作支點，將骨盆舉起，同時提收肛門，放鬆肛門時骨盆下放。熟練後，可以和呼吸一起進行，放鬆時呼氣，提肛時吸氣。

2.提肛運動：全身放鬆，將大腿及臀部用力夾緊，舌舔上齶，配合吸氣，同時肛門向上提收。就如同忍大便一樣，提肛後稍微閉住呼吸一段時間，然後配合呼氣，放鬆全身。

3.交叉起坐運動：兩腿交叉，坐在椅子上或床邊，放鬆全身；起身站立，兩腿保持交叉，同時提肛，收臀夾腿；坐下還原時放鬆全身。

4.旋腹運動：兩腿自然伸展，仰臥，以臍下一寸處的氣海穴為中心，用手掌在上面作旋轉運動。

5.提重心運動：兩臂側上舉至頭上方，兩腿併攏，同時提起腳跟，作長深吸氣；兩臂在體前緩慢下落，腳跟同時也隨之緩慢下落，並作深長呼氣。

6.體前屈運動：兩掌鬆握，兩腿開立，兩掌自胸前兩側上提至乳

處，同時反頭挺胸吸氣；氣吸滿後，上體前屈成鞠躬樣，同時兩拳變掌向身體後下方沿兩腋旁插出，並隨勢作深吸氣。進行5次左右。

痔瘡患者要多吃的食物

1.富含纖維素的食物要多吃，如新鮮水果、蔬菜、海帶、銀耳等。

2.宜常攝取質地較軟、易於消化的食物。

3.長期出血、久治不癒、體虛者，宜適當滋補寒涼性食品，如紅棗、桂圓、百合、蓮子、芝麻、牛奶、核桃、蜂蜜等。

4.宜攝取具有潤腸作用的食物，如香蕉、梨、蜂蜜、菠菜、芝麻油及其他動物油、植物油。

5.宜選用質地偏涼的食物，如苦瓜、黃瓜、西瓜、冬瓜、筍、藕、菠菜、芹菜、茭白、萵苣、茄子、蘑菇、絲瓜、鴨肉、鴨蛋等，以免加重內熱而導致便血。

痔瘡患者的七忌

1.忌辛辣：痔瘡患者若是過量食用刺激性強的辛辣食物，如生薑、大蒜、辣椒等，就會導致痔瘡充血，使疼痛更為劇烈。

2.忌飲酒：飲酒可使痔靜脈擴張、充血，痔核腫脹。

3.忌久坐：久坐不運動，會阻礙臀、腰部的血液循環，使痔瘡的病情更為嚴重。

4.忌飽食：進食過飽、暴飲暴食，會使痔瘡的發病程度更為嚴重。

5.忌諱疾：痔瘡患者不可因患病地方特殊而不去就醫，或者覺得毛病很小沒有加以重視，這樣會導致病情加重，使其治癒難度增大。

6.忌緊腰：過緊束縛腰部，會妨礙肛門及腹腔的血液回流，影響腸的正常蠕動，影響排便。

7.忌憋便：糞便滯留在腸道中的時間過長，水分就會因過量吸收而變得乾硬，造成患者痔裂出血、腹壓增加、排便困難。

細節提示

　　長期在辦公室坐著上班的人應該多坐硬板凳，因為當屁股坐在硬板凳上時，臀部兩邊會有兩個坐骨節支撐，這樣可減少血液循環受到阻礙，痔瘡出現的機率也會降低。按時排便也很重要，排便的最佳時間是早上起床後；若發現大便比較乾燥，可每天飲用一杯清淡鹽水，若是已經患上痔瘡，儘量坐馬桶，不要蹲坑。

---

⑩ 健康的身體不需要結石

　　結石是指動物或人體內腔性器官或導管（如輸尿管、腎臟、膀胱或膽囊等）的腔中出現了固體塊狀物，主要見於腎盂及膀胱、膽囊中，也可見於唾腺導管、胰導管等的腔中，可造成管腔梗阻，對體內液體和廢物的排出造成影響，產生感染、出血或疼痛等症狀。

　　結石由有機物或無機鹽組成，正常結石中一般會有一核心，由細菌團塊、脫落的上皮細胞、蟲體或寄生蟲卵、異物或糞塊組成，有機物或無機鹽再層層沉積核心之上。因為被侵害的器官不同，結石形成的機制、所含的成分、質地、形狀，以及對機體造成的影響都不同。常見的結石有膀胱結石、膽結石、胰導管結石、輸尿管結石、闌尾糞石、唾液腺導管結石、牙石、包皮石和胃石等。

泌尿系統結石的主要症狀

1.輸尿管結石：絕大多數的結石都原發於腎，移動到狹窄的輸尿管處而滯留。結石若是滯留在輸尿管中上段，腰部就會出現絞痛，向大腿內側及同側陰部放射，可伴有冷汗、嘔吐、噁心等，若是情況嚴重可能會出現休克，發病時肉眼可見血尿。結石若是滯留在輸尿管下段，就會引起尿痛、尿急、尿頻等膀胱刺激症。

2.腎結石：腰部為主要的疼痛位置，可為持續性鈍痛、刺痛或隱痛，勞累之後很容易出現，常伴有肉眼血尿。腎絞痛出現時，疼痛會從腰部放射到下腹部，病人汗出，坐臥不安，持續時間不定，一般不超過3個小時，發作後也許會有小沙粒狀的結石排出。也有一些病人無明顯症狀，病變相對穩定。

3.尿道結石：結石多來自膀胱，中年男性最容易出現。突然墜入尿道的結石可引起排尿困難、疼痛，甚至尿滯留。

4.膀胱結石：排尿時下腹部疼痛明顯，並且放射到外生殖器處，同時可伴有突然排尿中斷或排尿不暢，經改變體位或活動後又能排尿。多伴有尿急、尿頻及終末肉眼血尿等症狀。

預防結石的有效方法

1.少吃動物內臟、肉類：因為動物內臟是高普林食物，肉類代謝會產生尿酸，結石形成的最主要物質就是尿酸。

2.少喝啤酒：釀啤酒的麥芽汁中含有普林核苷酸、鈣和草酸等酸性物質，它們互相作用會致使體內的尿酸增加，這樣很容易出現腎結石。

3.少吃糖：食糖後尿的酸度、草酸及尿中的鈣離子濃度均會增加，尿酸度增加可使草酸鈣、尿酸鈣易於沉澱，很容易形成結石。

4.少吃鹽：太鹹的飲食會使腎臟負擔加重，而鈣和鹽在體內具有協同作用，而且會對治療腎結石的藥物產生阻礙作用，因此每天攝入

食鹽最好不要超過3克。

5.多飲水、不憋尿：每日飲水量最好達到1800毫升，飲水應該分次進行，並平均分配給全天。

🍴 結石的食療食譜

胡桃肉藕粉糊

材料：核桃100克，藕粉30克，白砂糖10克，植物油10克。

做法：將核桃肉洗淨，用食油炸酥，研磨成泥狀，和藕粉一起用清水適量調成糊狀；煮沸清水適量，放入胡桃藕粉糊和白糖，不斷攪拌，煮熟即可。

功效：排石止血、補腎固精。

益腎粥

材料：白米100克，冬寒菜100克，豬腰子90克。

做法：將豬腰子浸漂洗淨，切成小丁備用；先煎冬寒菜葉20分鐘，去渣取汁，然後加入豬腰子及白米，同煮成粥即可。

功效：利尿通淋，補益脾腎。主治尿道結石、腎結石。豬腎鹹平，能利膀胱、益腎氣，白米能和中健脾，冬寒菜葉甘寒，能通淋利尿；三味一起食用，可治療脾腎兩虛之淋症。

細節提示

適量運動可促進體內器官擺動，幫助身體排出小結石，但結石所處位置不同，運動也有不同的方法。想要排出一般的腎結石，做上下垂直的跳躍運動很有效；而對於腎下盞的結石，患者可多做倒立運動，讓結石向上運動，逐漸排出腎臟。

⑪ 學會給快速的生活降降溫

慢生活

「慢生活」在最近幾年變得炙手可熱，由此衍生了一個新的生活群體，這就是注重優雅舒適、強調生活品質的新富階層。

現代生活的節奏太快，人們每天不但要四處奔波，體力上得不到休息，且大腦也在不斷處理著生活和工作中出現的問題，甚至一些人在睡夢中都思考著人生的課題，這種生活真是太累。所以，中年男性應該學會給自己的生活降降溫，放慢一下速度，好好享受一下生活。

慢讀書

對閱讀高手的讚美往往是「一目十行」，但國外很多「慢活」的成員開始刻意降低閱讀速度，他們覺得這種「細嚼慢嚥」的讀書方式更可將自己融入其中，瞭解更多的細節，且這樣做不但能獲得更好的閱讀效果，還可讓自己在心靈上變得更加愉悅。

慢餐飲

著名的「慢餐國際組織」在數十年間四處呼籲：「慢餐不但可讓我們品味到食物的鮮美，更是讓人性得以保存。」1989年，義大利餐飲評論家佩特里尼被坐在「西班牙廣場」上大嚼漢堡的幾十名學生所嚇倒，為喚醒人們遭速食催眠的味覺，佩特里尼發起了「國際慢餐協會」，提倡回歸對用餐環境及食物的高品質要求。慢慢吃，才能吃出食物的美味，才能吃出健康。

慢工作

在法國，已經出現少量的企管人員在家辦公。剛邁入40歲的IT公司人事部經理比爾決定回家辦公，在職場努力了20年，他終於有機會和家人團聚在一起了。這種行為不但沒有被公司的管理人員責罵，還因為建議創新得到了獎勵，並額外容許部分高階主管回家辦公。此外，「慢一族」還強調處理事情要多花一些時間，避免一個時間段處理太多事情。例如，醫生在巡視查房時不是走一圈而已，應該多花時間瞭解病人，這樣對治療效果有很大幫助。

慢旅行

緩慢旅行對「去哪裡」並不強調，而是要求「在哪裡」。並不一定非要從歷史遺蹟入門，要瞭解這個地區的歷史，往往去街上的百年老店吃一頓也是不錯的選擇。想要城市變得緩慢，自己就應該具備緩慢的步調，你可以不搭巴士、電車，用步行或腳踏車穿梭於大街小巷，你會發現這樣的生活是多麼幸福，多麼愉快。

慢休閒

不少男性喜歡在週末和一群人出去狂歡，酒足飯飽後一哄而散，但是「慢一族」覺得這不能叫做休閒。美國有一位農場主人，晚上到了8點以後就會關閉手機，早早就寢或讀書。週末兩天，任何大規模聚會邀請都不接受，而是和幾個好友或妻子相約外出釣魚或是閒聊。

慢運動

現今社會流行著「每天一萬步」的健身方法。醫學研究表明，男性每天步行時間達到1個小時，患心臟病的機率可減少40％。中醫認

為，人體的「第二個心臟」就是腳掌，人的雙腳和五臟六腑有密切關係，人類腳踝以下有51個穴位，腳底就占15個。日行萬步其實就是不斷在對自己的第二個心臟進行按摩。那麼，試想一下，當你離家還有15分鐘車程的時候，何不下車走回家？也許你會說：「我的半個小時時間被耽誤了。」但要明白，這半個小時換回了你身體的健康，難道不划算？

慢性生活

「慢生活」的支持者們覺得，在進行性生活時身體的接觸與撫摸也很重要，「直奔主題」的做法其實很不可取。要明白夫妻間的很多問題都是因為性生活的「快與慢」所導致，別一味地強求快速。

細節提示

富蘭克林的「時間就是金錢，時間就是生命」，對生活在當今社會的我們來說依然是至理名言，雖然多數人還不具備「慢生活」的實際條件，雖然我們慢工作、慢學習的生活方式還無法實現，但我們可以盡量做到慢心態、慢飲食、慢速度。

⑫ 想要腸胃好，保養少不了

胃位於腹腔上部，下通小腸，上連食道，是人體主要的消化器官之一。如果胃出了問題，不但會影響消化吸收功能，還會對整個身體的營養供給造成不利影響。所以，保養胃部是每個中年男性應格外注意的。

中年男性長期工作勞累，休息時間少，飲食無規律，經常暴飲暴食，胃部常常受到酒精、油膩等食物的巨大傷害，疾病自然而然就會出現。

胃部出現疾病的主要症狀

1.脹氣：這是最常見的症狀之一。若是脾胃因寒受阻，或者運化失職，或者其他因素，都會導致胃內的氣體不能正常、及時地排出，從而出現脹氣。

2.疼痛：這也是常見的胃病症狀之一。隱痛的出現有很多原因，表現形式也多種多樣，病因包括血瘀、氣滯、受寒等，表現形式有絞痛、刺痛、隱痛。

3.口苦：出現這個症狀表明肝膽受熱，膽氣開始上泛，也就是膽汁反流性胃炎。

4.胃脹：因為各種各樣的因素，胃部無法對食物進行正常的消化，也可能因為腸胃蠕動過慢，從而引起胃脹。

5.舌淡無味：中醫認為，脾開竅於口，若是脾受困，或其他原因導致脾虛，都會引起患者無食欲，口不知味。

常見胃病的飲食原則

1.萎縮性胃炎飲食原則

● 饅頭、麵條、奶油等含鹼多、能中和胃酸分泌的食物要限制食用。

● 每日6餐，多餐少量，多吃些易消化的食物。

● 適量增加醋調味對消化很有幫助。

● 進食含鐵豐富及優質蛋白質的食物。

●進食新鮮綠葉蔬菜，如青江菜、番茄、胡蘿蔔、菠菜等。

●進食濃肉湯及肉汁有助分泌胃液。

2.潰瘍病飲食原則

●忌用硬而不消化、粗纖維多的食物。

●避免食用過酸、過甜、過熱、過冷及刺激辛辣的食物。

●少量多餐，每日5～6餐，定量定時很重要，避免過飽過饑。

●選用營養價值高、易消化及保護胃的食物。

●宜用熬、燴、蒸、汆、煮等烹調方法，煎炸的食物儘量少吃。

3.淺表性胃炎飲食原則

●忌食咖啡、粗纖維的蔬菜、過甜的食物、烈酒、濃茶、酸、辣及芥末。

●每日5～6餐，少量多餐。

●可食多鹼饅頭、蘇打餅乾、無糖牛奶等。

●宜用熬、燴、蒸、汆、煮等烹調方法，忌用炸、煎、溜、烹、生拌、烤的食物。宜進食黃油和奶油，這對胃酸的分泌有抑制效果。

🍴 保養胃部的健康食譜

紫菜南瓜湯

材料：紫菜10克，老南瓜100克，雞蛋1個，蝦皮20克，豬油、醬油、醋、黃酒、香油、味精各適量。

做法：雞蛋打入碗內攪勻，紫菜泡洗乾淨，南瓜去皮、瓤，洗淨切塊，蝦皮用黃酒浸泡；再將鍋置於火上，倒入豬油，熱鍋以後，繼續倒入醬油燴鍋，加清水適量，投入南瓜塊、蝦皮，煮半個小時左右，再將紫菜投入，大約10分鐘後將攪好的蛋液倒入鍋內，加佐料調勻即可。

功效：此湯具有補腎護肝強體之功效。南瓜性溫，胃熱熾盛者謹慎攝食。

參芪猴頭燉雞

材料：母雞1隻，猴頭菇100克，大棗、黨參、黃芪各10克，蔥結、薑片、澱粉、清湯、紹酒各適量。

做法：將猴頭菇去蒂洗淨，發脹後將菌內殘水擠壓乾淨，將苦味去除，切成薄片待用。把母雞頭、腳切除，剁方塊，置於燉盅內，加入蔥結、薑片、清湯、紹酒，上面放浸軟洗淨的大棗、黨參、黃芪和猴頭菇片，用小火慢慢燉，一直到肉熟爛為止，調味即可。

功效：養胃健脾補氣。

> **細節提示**
>
> 　　運動對腸胃疾病有很好的治療效果。雙手輕放膝上，雙腳分開和肩同寬站立，身體向前微彎；深吸一口氣，吐氣時緩慢將腹肌收縮，讓腹肌呈凹陷狀，用力不可勉強，否則腹部就會感到不快。這種姿勢保持10秒左右，沒必要憋氣，然後順勢將氣體從肺部排出，肌肉放鬆。每天做幾次，對便秘與消化不良有緩解作用。

⑬ 慎選食用油

　　我們一日三餐都離不開油脂，它不但可讓食物更可口，還是一種人體必需的營養物質。經濟的快速發展讓人們擺脫了憑票購油的艱苦年代，市面上食用油供應也逐漸豐富起來，但近年頻傳黑心廠商販賣劣質油品，食用低劣或過量的油脂會給身體健康帶來很大的威脅，所

以，我們必須對健康與油脂的關係有所瞭解。

「一嗅二看」，聰明選購

1.嗅無味：取少量食用油置於手心，雙手摩擦發熱後聞不出異味，若有異味避免購買。

2.看顏色：一般來說，油的顏色越淡，精煉程度越高。當然，每種食物都有自己的獨特顏色，沒有顏色的食物油基本上不存在。

3.看透明度：透明度越高的食用油品質越好。

三種易致癌的用油習慣

1.長期只吃單一品種的油：一般家庭起碼應該選取好幾種食用油交替使用，可以這個月用花生油，下個月用菜子油，要知道，沒有哪一種食用油可滿足身體所有的營養需求的。

2.高溫炒菜：不少人喜歡高溫爆炒，往往等到鍋裡的油冒煙時才將菜品放入，其實這種做法極不正確。高溫油不但會對食物的營養成分造成破壞，還會產生一些致癌物質和過氧化物。建議先將鍋燒熱，再放入油，此種方式炒菜比較合適，並且無需等到油冒煙。

3.無油飲食：若是沒有油，體內必需脂肪酸、維生素就會缺乏，人體健康也會受到影響。但一味強調只吃植物油或只吃動物油都不正確，適量的動物油可補充飽和脂肪酸，這對人體健康有很大好處。

常見食用油的營養分析

1.花生油：含豐富的卵磷脂、油酸和生物活性很強的天然多酚類物質及維生素A、維生素D、維生素E、維生素K，可降低壞膽固醇和總膽固醇水準、降低血小板凝聚、預防心腦血管疾病及動脈硬化；還

可將人體多餘的膽固醇分解為膽汁酸，並排出體外，這樣就可使體內血漿中膽固醇的含量降低。另外，花生油中還含有麥胚酚、膽鹼、甾醇、維生素E、磷脂等對人體有益的物質。經常食用花生油，可保護血管壁，防止皮膚老化皺裂，阻礙血栓形成，有助預防冠心病和動脈硬化。花生油中的膽鹼還可延緩腦功能衰退，改善記憶力。

2.大豆油：取自大豆種子，世界上產量最多的油脂就是大豆油。大豆油中含豐富的維生素E、維生素D和多元不飽和脂肪酸，有提高免疫力、降低心血管疾病、增加消瘦體弱者體重的作用。此外，豆油中富含亞油酸，亞油酸作為人體必備的脂肪酸，有極為重要的生理功能。亞油酸的缺乏會導致皮膚變得乾燥，鱗屑增厚，還會引起心腦血管病變及白內障。

3.葵花子油：富含大量人體的必需脂肪酸，其中 α-亞麻酸、亞油酸在體內可合成與腦營養有關的DHA，同時含有維生素E、維生素A等，有降低膽固醇、軟化血管、延緩衰老、預防心腦血管疾病、防止夜盲症、乾眼症、皮膚乾燥的作用。此外，葵花子油中維生素E與亞油酸含量的比例比較均衡，利於人體吸收利用，吸收率高達96.5%。因此，葵花子油是營養全面、豐富且易於人體吸收利用的優良食用油。

細節提示

　　若是怕買到摻假的食用油，可在買油時把油從瓶中快速倒入杯內，仔細觀察泛起的油花即可。純花生油的油花有很大的泡沫，周圍存在不少小泡沫且很難散開；當摻有毛棉油或棉子油，油花泡沫略帶棕黑色或綠黃色，其氣味可聞出棉子油味。

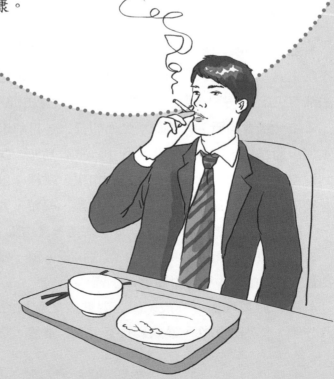

第三章

生活方式
——男性小習慣大健康

　　飯後吸煙、飯後散步、車上看書、喜飲濃茶
這些看似不起眼的習慣，其實對中年男性的身體
有很大的壞處。比如飯後吸煙給身體帶來的危害
是平時吸煙的3倍以上，並且對消化吸收系統也
有很壞的影響。所以，中年男性朋友們一定要選
擇健康的生活方式，養成良好的習慣，以保持身
體健康。

① 膳食平衡是健康的基礎

　　平衡膳食指的是選擇多種食物，經過正確的搭配所做出的膳食，這種膳食可滿足人們對各種營養素及能量的需求。那如何才能做到膳食平衡呢？

　　食物可分兩類，一類是植物性食物，包括薯類、穀類、水果、蔬菜、豆類及其製品、菌藻類和食糖類；另一類是動物性食物，包括魚、肉、蛋、禽、奶及其製品。不同種類食物的營養素不同：豆類、動物性食物含優質蛋白質；水果、蔬菜含礦物鹽、微量元素及維生素；薯類、糖類和穀類含碳水化合物；蛋、奶、肝含維生素A；食用油含脂肪；肝、動物血和瘦肉含鐵。

七大飲食均衡

　　1.主、副食要均衡：一些男性尤其是刻意減肥的人，一日三餐基本不吃主食；還有些人效仿西方飲食，主食基本都是肉食。其實這些做法都不正確，一般來說，每天的食物中副食應占6份，主食占4份。

　　2.雜、精要均衡：人體需要全面的營養，目前市場上精麵、精米是主流，而精麵、精米在加工過程中，很容易使一些營養成分流失和遭到破壞。因此日常飲食中應多吃些粗糧、雜糧，以補充精麵、精米之營養不足。同時還要多吃些水果、蛋類、薯類、乳類、乾果等高蛋白、低脂肪和富含維生素的食物，才可保持營養均衡。

　　3.酸、鹼要均衡：瓜果蔬菜屬鹼性物質，鴨、雞、肉、魚則屬酸性物質，只有酸鹼中和才對健康有好處。

　　4.饑、飽要均衡：一般來說，對健康最有利的飲食方式是吃飯七八分飽，特別是男性，暴飲暴食不可取，當然，吃得太少也很容易

導致營養缺乏。

5.葷、素要均衡：二者必須合理搭配，才能保證身體獲得充足的營養。

6.涼、熱要均衡：食物有熱、寒屬性，日常吃熱性食物時應適當搭配一些寒性食物，如薑屬熱性，螃蟹屬涼性，吃螃蟹時可吃些薑。

7.乾、稀要均衡：正常情況下，每頓飯都應有稀食（或粥或湯）和乾食。有人圖省事，不太喜歡喝湯，一日三餐只吃乾食，這樣會對腸胃的吸收效果造成影響，很容易出現營養不良。

平衡飲食的金字塔

平衡膳食金字塔共有5層，分別代表5種我們每天應吃的主要食物。金字塔各層面積和地位不同，這在一定水準上反映了各類食物在膳食中應占的比重和位置。

穀類食物在最頂端，每天每人至少吃300～500克；水果和蔬菜在第二層，每天應吃100～200克和400～500克；禽、魚、蛋、肉等食物在第三層，每天應吃125～200克（蛋類25～50克，畜、禽肉50～100克，魚蝦類50克）；豆類和奶類食物合占第四層，每天應吃豆類及豆製品50克和奶類及乳製品100克；第五層塔尖是油脂類，每天食用量少於25克。

以下是對各類食物的分析：

1.穀類：穀類是大米、高粱、麵粉、小麥、玉米粉等的總和，它們是膳食中最主要的能量來源，也是蛋白質的主要根源。多種穀類摻著吃比只吃一種效果好，若以大米為主食，可添加一些其他的豆類或穀類食物，比如可加入一些麵食、烙餅、麵包等穀類食物。

2.水果和蔬菜：水果和蔬菜經常放在一起，因為它們存在很多共

性，但水果和蔬菜終究還是兩種食物，各有劣勢，不能完整地互相替換。不可只吃蔬菜不吃水果，更不能只吃水果不吃蔬菜，要均衡食用。一般說來，黃、綠、白色較深的蔬菜和深黃色水果含營養素較為豐富，所以應該多吃深色水果和蔬菜。

3.魚、肉、蛋：這類食物主要提供優質蛋白質和一些重要的維生素和礦物質，但它們之間還是有一些區別。蝦、魚及其他水產品脂肪含量低，可多食用一些；肉類包含內臟、禽肉及畜肉，這類食物特別是豬肉脂肪含量較高，應該合理食用；蛋類含膽固醇相當高，1天1個雞蛋一般就可滿足身體的需求。

4.豆類和奶類食物：奶類及乳製品主要包括奶粉和新鮮牛奶。中年男性每天應該攝入200克新鮮牛奶或者28克奶粉。中年男性很容易缺鈣，牛奶就是最好的補益食品，如果腸胃對奶類食品不太適應，可食用優酪乳或其他乳製品。豆類及豆製品種類有很多，每天攝入50克即可，或者80克豆腐和40克大豆。

細節提示

平衡膳食應該和自己的口味聯繫在一起，可依照多種多樣、同類互換的原則分配一日三餐。同類互換就是以肉換肉、以豆換豆、以糧換糧，例如大米可與雜糧或麵粉互換，饅頭可和相應的麵包、烙餅、麵條等互換；大豆可與相當量的純豆類或豆製品互換；魚可與蟹、蝦等水產品互換；瘦豬肉可與等量的鴨、雞、羊、牛肉互換；牛奶可與優酪乳、羊奶、乳酪和奶粉等互換。

② 早餐要吃好

現代人生活忙碌，很多人幾乎不吃早餐，將午餐變早餐，晚餐變午餐，晚餐則成為宵夜，長期如此，對健康很不利。很多中年男性以為只有孩子需要吃早餐，其實中年男性長期不吃早餐會導致胃部不適，時間一長會引起潰瘍病、胃炎、貧血、皮膚乾燥等疾病。

也有一些人怕胖所以不吃早餐，其實不吃早餐更容易發胖，要知道身體運轉的最佳時機就是早上，這個時間段攝入的食物很容易被消耗代謝；但是到了中午，身體的代謝能力下降，這時吃的食物很容易囤積在體內，像是日本的相撲選手基本上都不吃早餐，只吃晚餐和午餐。

不吃早餐的壞處

1.慢性病找上門：不吃早餐，身體為了獲取能量，會動用腦下垂體、副甲狀腺、甲狀腺等腺體去燃燒組織，不但會導致腺體亢進，還會引起糖尿病、高血壓等慢性疾病；此外，也會對胰島素調節功能造成影響，誘發胰島素抵抗，最終引起心血管疾病。

2.反應遲鈍：身體能量的主要來源就是早餐，若沒吃早餐身體就無法提供充足的血糖以供消耗，那麼原本儲存於體內的戰備能源就會被消耗，若是長期如此，體內「餘糧」就會越來越少，疲勞、倦怠、反應遲鈍、精神不振、腦力無法集中等症狀就會出現。

3.便秘：三餐若是定時定量，人體就會出現胃結腸反射現象，簡單說，就是可幫助排便；如果不吃早餐成為一種習慣，時間一長就會出現便秘。

4.腸胃「造反」：不吃早餐，並且一直延續到中午，腸胃系統長時間處於饑餓狀態，胃酸就會過量分泌，容易造成胃潰瘍、胃炎。另

外，若是一上午都是空腹，體內膽固醇的飽和度就會增加，易導致膽結石等病症。

5.心臟：不吃早餐對心臟也有很大的壞處，甚至對腰圍都有很大影響。

6.易胖：不吃早餐人根本不可能變瘦，一旦身體覺得能量不夠，首先就會消耗蛋白質和碳水化合物，脂肪最後才消耗，因此別覺得不吃早餐脂肪的消耗就會增大；相反，不吃早餐只會使另外兩餐吃得更多。

不同早餐類型的飲食分析

1.麵包牛奶：這種早餐省時、方便，但麵包不論甜或鹹，油脂含量都比較多，並且富含糖分，又經過精緻加工，沒有太高的營養價值，並不適合天天食用。

喝一瓶優酪乳或低脂牛奶，再吃兩片吐司夾一片低脂乳酪，是較好的選擇。若是有時間，準備一些小黃瓜、番茄、生菜夾著吃，效果更佳。包餡麵包的油脂量、熱量都偏高，常吃不可取；若是想吃甜的，可選擇吐司抹1小匙果醬。塗抹吐司的醬料要經常變換，避免每天塗抹花生醬（會累積黃麴毒素）、奶油（會累積反式脂肪酸）、果醬（會累積糖分），而且最好少量食用。

2.燒餅油條：油條燒餅雖好吃，但油的含量極高！豆漿店賣的油條、煎餃、燒餅、蘿蔔糕、蛋餅等，油脂都比較高。建議喝不加糖的豆漿，若是無法適應，應該少加一些糖。此外，有人喜歡搭配米漿，但米漿依然是米製品，和油條、燒餅一樣缺乏賴氨酸，且不是優質蛋白質，因此豆漿是較佳選擇。

這類型早餐的油脂高、熱量高，最好少吃，一星期控制在兩天以內，如果吃了此類早餐，晚上和中午就儘量清淡些，不要吃炒、煎、

炸的食物。

這類早餐比較缺乏蔬菜，另外兩餐應該多吃蔬菜。若是特別想吃燒餅，也應該食用夾青菜沙拉的燒餅，這樣不但能吃到燒餅，還能吃到充足的蔬菜。

細節提示

有些人習慣吃中式早餐，特別是有些人喜歡吃清粥小菜當早餐。清粥小菜雖然沒有高油脂的問題，但配稀飯的豆腐乳、醬菜太鹹，且營養價值低，鈉含量太高，中年人不宜多吃。這類產品還會添加防腐劑，經常食用對肝、腎沒有好處。

③ 要想身體好，吃飯七分飽

現代人豐衣足食，一日三餐暴飲暴食的人很多，這種吃飯方式會導致腸胃系統長時間得不到休息，各內臟器官長期超負荷利用，從而出現各種各樣的腸胃疾病。所以，為了擁有健康的身體，保證腸胃功能正常，就要學會吃飯七分飽。

哪些人不能吃得過飽？

1.患潰瘍病活動期的病人：少量多餐能中和胃酸，降低胃竇部擴張，使胃酸濃度和分泌減少，這樣胃酸對潰瘍面的刺激就會減小，胃痛的發作就能得到有效緩解，對潰瘍面的癒合有很大好處。這類病人最好不要吃得太飽，可等到即將痊癒時再改回一日三餐，若是飯量比較大，容許在三餐之間加少許點心。此外，胃黏膜脫垂或胃下垂的病

人也應少量多餐，餐後還應該左側臥半小時，這樣可將胃部的不適症狀降低。

2.做胃大部切除手術的病人：此類患者胃部容積有了很大幅度的縮小，特別是手術後胃部失去幽門括約肌「閘門」的控制，進食稍微多一點就會出現胃脹的情況，這樣使食物還沒得到完全消化就經胃部進入腸道。由於食物的高滲作用，會導致局部腸內液體大量積累，腸腔就會有很大擴張，造成病人腹瀉、噁心嘔吐、腹痛腹脹，嚴重時甚至會暈厥。因此，採取多吃乾食少喝湯、少量多餐的辦法可避免上述情況，且可幫助身體對食物進行消化吸收，疾病也可早日痊癒。

3.冠心病患者：飽餐後往往會導致胃部膨脹，很容易引起冠狀動脈收縮，使冠狀動脈血流量減少，極易誘發病人心律不整和心絞痛。

4.膽囊炎、膽石症患者：如果過量進食，特別是油葷攝入過量，會導致膽囊因排出膽汁而劇烈收縮，進而加重膽管內部、膽囊的摩擦，從而引起左上腹部出現劇烈疼痛，還可能出現嘔吐、噁心、寒顫、高熱，甚至黃疸等症狀。嚴重時會對膽囊細小的膽石造成刺激，使其排出堵塞膽管，很容易出現膽絞痛。所以，膽石症、慢性膽囊炎患者應堅持少量多餐，才能有效減輕膽絞痛發作的痛苦和膽囊負擔。

吃太飽的壞處

1.胃腸疾病：大量地、持續不斷地進食，胃腸就很難得到休息，腸胃患上疾病的可能性就會大幅增加，如胃脹、消化不良等。

2.渾身乏力：吃得太飽，胃腸會佔用大量的氣血，其他器官的供血就會不足，因此吃得太飽很容易犯睏，這其實就是因為大腦供血不足的原因。

3.提前衰老：進食過多，大便也會增多，糞便中含有大量的濁氣

和毒素，會損害氣脈、經絡及五臟六腑，引起各類疾病，例如痤瘡、臉部皺紋、便秘等。

4.多種疾病的源頭：吃得太多，營養過剩，這些營養元素沒有及時被利用，就會轉化為脂肪，淤、濕、痰其實就是多種疾病的源頭，如中風、高血壓、脂肪肝等。

合理的吃飯習慣

1.少吃幾口：每餐少吃幾口飯能使攝入的熱量大大降低。

2.慢點吃：胃部向大腦傳達資訊需要半個小時，當你意識到自己吃飽時也許就已經攝入過量了，因此儘量比以前少吃一些。

3.食用堅果類食物：堅果雖然富含脂肪，但堅果可降低熱量的攝入。堅果中的蛋白質、纖維和脂肪可降低食欲。

4.選擇水分較多和含纖維的食物：水果、蔬菜、湯和全穀類食物都可讓肚子很飽，因為它們會佔據很大一部分空間。避免食用過量的低纖維乾食，如餅乾、零食，這些食物很容易吃很多還不覺得飽。

5.若是特別想吃甜點，餐後可少量食用：少許幾口就可滿足食欲，且會讓你感覺吃得很飽，這樣暴飲暴食就不會再出現。

一日三餐該怎麼吃？

早餐

理想的早餐要掌握三個要素：主副食搭配、營養量和就餐時間。一般來說，起床活動半個小時後吃早餐最為適宜，因為這個時間段人的食欲最佳。早餐不但需要注意食物的量，質也很重要。一個中年男性每天早上主食量應在150～200克，熱量必須達到700千卡。早餐的熱量和數量大約占到全天的30%即可。主食一般應吃含澱粉的食物，如麵

包、饅頭等，還應適當添加一些富含蛋白質的食物，如雞蛋、豆漿、牛奶等，還可搭配一些小菜。

午餐

午餐是一天能量的主要來源，因為上午體內消耗熱能比較大，午後還要繼續支出體能，所以中年男性午餐給身體帶來的熱量應占每天所需總熱量的40％。主食應該為150～200克，可在米飯、麵製品中任意選擇。副食一般在240～360克，以滿足人體對維生素和無機鹽的需要。副食種類有很廣泛的選擇，如蛋、肉、禽類、奶、海產品、豆製品類、蔬菜類等，可挑選幾種喜歡的食物相互搭配。一般宜選擇200～250克蔬菜，50克豆製品，再配上50～100克的肉禽蛋類，也就是要吃些能產生高熱量又耐饑餓的食物，這樣就可保持體內血糖在一個高水準，從而保證下午的體能。「中午要吃飽」並不是指必須多吃，吃到九分飽即可，若工作主要是用腦而不是勞力，可選少許白豆腐、簡單蒸煮的莖類蔬菜、部分海產植物作為午餐的搭配。

晚餐

晚餐和睡眠時間比較接近，沒必要吃得過飽，且最好不要吃宵夜。晚餐應選擇含碳水化合物和纖維多的食物。晚餐一般是家人團聚在一起吃的一頓飯，通常比較豐盛，其實這不可取，晚餐應該少吃一些油膩食品，多吃一些清淡的蔬菜，且主副食的數量都要有所減少，這樣不但可幫助睡眠，還對身體有很大的好處。

細節提示

發熱病人每餐也應該少吃一些食物，因為發熱病人的腸胃受到發熱的影響，往往食欲不好，若是飲食過量就會造成消化不

良，且不易吸收的蛋白質可能會在腸道內發生腐敗，引起脹氣且產生毒素，這對人體健康有很大壞處，因此若是身體處於發熱情況，請儘量少量多餐。

④ 飲食習慣與肥胖的關係

很多中年男性身體肥胖都是由不良的飲食習慣所致，比如省略早餐、晚餐暴飲暴食等，這些不良的飲食習慣會對健康造成很大的影響，發胖只是其中一項。

錯誤的飲食習慣造成肥胖，而肥胖又是很多疾病的溫床，因此，身材開始「發福」的中年男性要養成良好的飲食習慣，防止肥胖發生。

對身體不利的飲食習慣

1.水果當主食：一些男性竟學起了女性，為了減肥用水果代替主食。要知道水果中雖然含糖分和多種維生素，卻缺少人體需要的某些微量元素和蛋白質，導致營養不均衡，從而更容易出現脂肪囤積。

2.嗜飲咖啡：攝入咖啡過量會讓人患上心臟病。咖啡中咖啡因的含量較高，會導致心臟功能出現變化，並增高血液中的膽固醇含量。嗜喝咖啡還會使腸道消化物的水分減少，這樣很容易出現便秘，減肥計畫自然就會受到影響。

3.飲水不足：中年男性工作繁重，在工作時精神往往高度集中，常常忘了喝水，這樣體內水分很容易出現不足。血液黏稠及濃縮增大，很容易形成血栓，誘發心血管及腦血管疾病，對腎臟代謝的功能也會造成很大影響，新陳代謝不利怎麼可能會瘦下來呢？

4.進食速度過快：一些男性吃飯時很匆忙，往往食物還沒得到充分咀嚼就嚥下，這樣不僅不利於口中食物和唾液澱粉酶的初步消化，還會加重腸胃負擔。咀嚼時間過短，迷走神經依然處於一個較為興奮的狀態，容易因食欲亢進而肥胖。

5.便當是隱形殺手：便當口味偏重，過於油膩，且常會加入一些化學調味料，這些都是生活中常見但是隱藏較深的肥胖因數。若是吃便當的情況無法避免，應儘量減少高熱量或油炸類的食物，多挑選蒸煮的食物或蔬菜作為配菜。

細嚼慢嚥的五大好處

1.享受食物：狼吞虎嚥基本上無法很好的享用美食，實際上，一些被認為不健康的食品，如比薩、煎炸食品、甜點等，若是慢慢食用不但是一種享受，且對人體並沒有多大的壞處，細嚼慢嚥不但對健康有很大好處，還可品嘗到食物的美味，何樂而不為呢？

2.減肥：細嚼慢嚥雖然不能使身體直接消耗掉多少能量，但實際上，只要你堅持一年，你就會發現至少能減輕10公斤。原因就在吃飯超過一定的時間以後，大腦會自動判定你已經吃得很飽，不需再進食了。這樣每天都少吃一些，一年下來就能減輕10公斤的重量！

3.抵制快節奏的生活方式：快節奏的生活方式不但會使速食文化進一步加深，且會使生活缺乏人性化，使健康和思想同時受到破壞。每天忙來忙去，事情一件一件地做，最後發現勞累並沒有給自己帶來什麼好處，不如分出一些時間，挑選一些自己喜歡的食物，細細品嘗，這才是生活。

4.有助於消化：吃得慢，食物才能咀嚼得更細，這對消化系統有很大的好處。消化吸收系統是從嘴巴開始，時間花在了嘴上，胃部受到

的壓力就會減少，這樣消化吸收系統疾病的出現機率就能有效降低。

　　5.緩解壓力：細嚼慢嚥並專心吃飯還可讓自己的注意力更加集中，這樣吃飯的時候就會比較輕鬆，不會像狼吞虎嚥時那樣急著思考吃飯以後幹什麼，無形之中，生活壓力就得到了很大的降低。

🍴 減肥食譜

枸杞燒鯽魚

　　材料：枸杞12克，鯽魚1條，蔥、豆油、鹽、薑、味精、胡椒粉適量。

　　做法：鯽魚去鱗、內臟，洗淨，薑切末，蔥切絲；將油鍋燒熱，放入鯽魚炸至微黃，加入薑、蔥、鹽、水及胡椒粉，稍燜片刻；放入枸杞子燜上10分鐘左右，加味精調味即可。

　　功效：鯽魚含脂肪少，枸杞可防治動脈硬化，有利於減肥。

雙菇苦瓜絲

　　材料：金針菇100克，香菇100克，苦瓜150克，薑、醬油、香油、糖適量。

　　做法：薑切成細絲，苦瓜順絲切成細絲；金針菇切去尾端洗淨，香菇浸軟切絲；油爆薑絲後，加入香菇絲、苦瓜絲及鹽，同炒片刻；放入金針菇同炒，加入調味料炒勻即可。

　　功效：金針菇、香菇可降低膽固醇；苦瓜富含纖維素，可阻礙脂肪吸收。

香菇釀豆腐

　　材料：香菇3朵，豆腐300克，醬油、榨菜、澱粉、香油、糖適量。

　　做法：將豆腐切成四方小塊，挖空中間；將榨菜剁碎，洗淨泡

軟的香菇剁碎，加入澱粉及調味料拌勻即為餡料；將餡料置於豆腐中心，擺在盤上蒸熟，淋上香油、醬油即可。

功效：豆腐有利於減肥，香菇可降低膽固醇。

> **細節提示**
>
> 　　泡茶方式不當也可能會使身體發胖。茶葉中含有大量的茶鹼、鞣酸、維生素和茶香油，泡茶葉的水在80℃左右比較適宜，若是用保溫杯長時間將茶葉浸泡在高溫的水中，其實就等於用微火煎煮一樣，會破壞茶葉中的維生素，使茶香油揮發，茶鹼、鞣酸大量滲出，增加有害物質，消化功能自然就會受到影響，導致發胖。

⑤ 飲茶，適量最重要

　　多數人都知道喝茶可提神，這是因為茶中所含的茶單寧和茶素可使中樞神經興奮，加快血液循環，幫助機體新陳代謝，最終達到消除身體疲勞的效果。除了這個，飲茶還有哪些好處呢？

飲茶對健康的作用

　　1.有助抑制心血管疾病：茶多酚可幫助人體代謝脂肪。人體的三酸甘油酯、膽固醇等含量高，血管平滑肌細胞增生，血管內壁脂肪沉積後形成動脈粥樣化斑塊等心血管疾病。茶多酚，特別是茶多酚中的兒茶素EGC和ECG及其氧化產物茶黃素等，可抑制這種斑狀增生，使凝血變清，形成血凝黏度增強的纖維蛋白原降低，這樣就可避免出現

動脈粥樣硬化。

2.有助延緩衰老：茶多酚具有很強的生理活性和抗氧化性，可最大程度殺傷自由基，茶多酚對自由基的清除效率大大高於同類物質。茶多酚可清除活性酶，阻斷脂質過氧化反應，有很好的抗衰老效果。

3.有助防癌抗癌：茶多酚對亞硝酸胺等多種致癌物質在體內的合成有阻礙作用，並具有提高人體免疫力和直接殺傷癌細胞的功效。研究顯示，茶葉中的茶多酚（主要是兒茶素類化合物），對腸癌、胃癌等多種癌症的輔助治療和預防很有效。

4.有助利尿解乏：茶葉中的咖啡鹼對腎臟有良好的刺激作用，可讓尿液更迅速地排出體外，使腎臟的濾出率提高，將腎臟中有害物質的滯留時間大大降低。咖啡鹼還能將尿液中的過量乳酸排出，幫助人體迅速消除疲勞。

5.有助抵抗和抑制病毒：茶多酚有極佳的收斂作用，對病毒、病原菌有明顯的殺滅和抑制效果，且有很強的消炎止瀉效果。許多醫院都用茶葉製劑治療慢性和急性痢疾、流感、阿米巴痢疾，治癒率高達90%。

6.降脂助消化：茶葉中含有咖啡鹼，它可使胃液的分泌量大幅增加，因此可幫助消化吸收，增強脂肪的分解能力。

飲茶有哪些禁忌？

1.頭遍茶不宜喝：茶葉在貯存、生產過程中很容易被黴菌污染，用沸水沖的頭遍茶雖然燙死了黴菌，「屍體」依舊會存在。因此，頭遍茶其實就是洗茶水，最好不喝，倒掉以後沖第二遍時再飲用。

2.忌多飲新茶：新茶指的是鮮茶葉加工成乾茶後的時間還不足一個月。因為新茶存放時間較短，茶葉中含有很多未氧化的多酚類物

質，醛類、醇類也較多，這些物質都會刺激人體的胃腸黏膜，對營養成分的吸收造成影響，還會引起腹脹、胃痛、慢性胃炎。

3.茶葉忌與其他物品放在一起：茶葉有很強的吸附力，容易串味，和其他物品放在一起很容易就出現異味，導致沖後失去茶香。

4.不要用沸水沖茶：沸水沖茶會導致茶的苦澀味更嚴重，損害清香味，還會對茶葉中所含的維生素C造成破壞。等沸水降溫到80度時泡茶最佳。

5.忌用受潮發黴和放置過久的茶葉沖茶：茶葉放置時間過長，其中蛋白質的成分就會遭到破壞；茶葉受潮發黴會含有毒菌和毒素，對人體有害。

細節提示

　　很多人愛喝濃茶，但其實濃茶不宜飲用，過量飲用濃茶會導致蛋白質凝固沉澱、胃黏膜收縮，從而對身體的消化吸收功能造成影響，且濃茶還會阻礙身體吸收鐵，時間一長很容易出現鐵缺乏症。若是在晚上飲濃茶，還會因為興奮而對睡眠造成影響，一些中年男性下午喝茶都會影響到晚上的睡眠。

⑥ 牛奶要健康地喝

　　牛奶是一種極佳的補鈣食品，且含有人體所需的好幾種氨基酸，同時牛奶中鈣質的吸收率很高，其他食物根本無法比擬。

飲用牛奶的一些禁忌

1.不要用銅器加熱牛奶：用銅器加熱牛奶會對其中所含維生素A造成破壞，還會導致營養素的損失速度更快。

2.茶與牛奶不宜同飲：牛奶中富含鈣離子，茶葉中富含鞣酸，鞣酸會阻礙人體吸收鈣質。

3.不要在牛奶中添加果汁等酸性飲料：牛奶中80%的蛋白質為酪蛋白，若是牛奶和其他酸性飲料一起飲用，就會造成酪蛋白大量凝集、沉澱，這樣人體就很難消化吸收，情況較為嚴重者還會出現腹瀉和消化不良。

4.不要用牛奶服藥：牛奶中含有好幾種能阻礙腸胃吸收藥物的物質，甚至可能破壞有些藥物的成分，使藥效受到很大程度的影響。

5.牛奶中不宜再加鈣：牛奶富含鈣，「高鈣奶」、「加鈣奶」都沒有必要，且牛奶中過量的鈣會和酪蛋白結合成凝固物，導致營養喪失。

6.糖與牛奶不宜同時加熱：白糖中含有的果酸與牛奶中含有的賴氨酸在溫度較高的情況下會形成果酸基賴氨酸，這種物質不但會對蛋白質的營養價值造成破壞，對人體還有很大的壞處。另外，糖與牛奶兩者反應後會使人體對鈣的吸收率降低，這樣牛奶的營養價值就打了折扣。

7.雞蛋與牛奶不宜同煮而食：雞蛋裡的卵白素會導致牛奶中維生素B失去作用，還會破壞人體內的酶，蛋清中還含有阻礙人體吸收蛋白質的物質。

8.巧克力與牛奶不能同食：兩者同食會形成一種新的化合物，這種物質人體無法吸收，還會引起頭髮乾燥、無光澤，甚至出現尿結石。

健康喝牛奶的10種方法

1.羊奶、牛奶各125毫升，混合煮沸，每天早晨空腹喝，適用於胃

潰瘍、胃痛。

2.每晚睡前喝一杯熱牛奶，可治失眠、神經衰弱。

3.生薑汁5毫升，鮮牛奶200毫升，適量白糖，蒸服，治療反酸噯氣、嘔吐、噎膈反胃。

4.蜂蜜100克，牛奶250毫升，混合煮沸，每天早晨空腹飲用，治療大便燥結、習慣性便秘。

5.牛奶煮沸，當茶飲用，渴即飲之，治療日見消瘦、小便多。

6.白芨粉6克，蜂蜜50克，牛奶250毫升，煮沸服用，治療十二指腸潰瘍及胃潰瘍。

7.牛奶250毫升，白米100克，同時煮粥，白糖調味食用，有補虛損、潤五臟、生津養陰的效果，適用於氣血虧損、病後體弱、反胃噎膈、體瘦虛贏、大便燥結、口乾思飲等症。服用牛奶粥時不要食用酸性食物。

8.牛奶500毫升，灌胃，可沉澱毒物，減少砷、汞類藥物在體內沉澱，保護胃部。

9.牛奶250毫升，薑汁1茶匙，公丁香2粒，同煮沸，撈去丁香，少許白糖調味飲用，有止嘔吐、降逆氣、補益的作用。

10.生薑250克，韭菜250克，共搗爛用乾淨紗布絞汁，再加入250克牛奶，煮沸後熱飲，適用於嘔惡、慢性胃炎胃脘疼痛、胃寒性胃潰瘍等症。

細節提示

消毒牛奶沒有很高的溫度要求，60℃時用6分鐘，70℃時用3分鐘即可。若是溫度達到100℃，牛奶中的乳糖就會焦化，這種

物質會引起癌症，且煮沸後牛奶中的鈣會出現磷酸沉澱現象，使營養價值大大降低。

7 飲酒有竅門，適量最重要

中年男性經常飲酒，有的是天性使然，有的則是因為應酬不得不喝，不管哪種情形，都應該注意飲酒的竅門，否則很容易傷身。

酒對心血管系統到底是有害還是有利，並沒有一個準確的說法，一些愛酒的人覺得酒可以通血脈，就越喝越多。其實酒對心腦血管有利與否，主要取決於量，多喝肯定無益，而少量飲用白酒則對心腦血管有 定好處。

適量飲酒的好處

1.保護大腦：每天飲適量酒，可避免智力水準下降。少量飲酒可改善血液循環，促進心血管功能，這樣可保護大腦的認知能力，避免出現腦卒中。

2.不得糖尿病：少量飲用葡萄酒可避免患上糖尿病，酒量較大的人必須控制酒量。

3.有益腎臟：可降低血液中的肌酸酐值，這對防止腎臟疾病有很好的效果。

4.預防肥胖：適量飲酒可促進新陳代謝。

過度飲酒的壞處

1.胃潰瘍：過度飲酒會引起胃潰瘍，情況嚴重還會造成胃出血。

2.傷害肝臟：絕大多數的酒精都需要經肝臟來分解，酒精、脂肪堆積在肝臟內很容易引起酒精肝、脂肪肝。

3.判斷力、控制能力下降：飲酒過量會引起精神恍惚，很多的犯罪行為都是因為酒精所致，酒後駕車也是一個很危險的行為。

4.大腦皮質萎縮：過量飲酒的人都會呈現智力衰退的現象，比如用手機時按錯鍵，言語不清，想說的話總是想不起來等，其實這就是酒精麻痺大腦的表現。

健康飲酒的竅門

1.不要和碳酸飲料如汽水、可樂等一起飲用：這些飲料會使酒精在體內的吸收速度加快。

2.不要空腹飲酒：空腹飲酒會導致身體對酒精的吸收加快，更容易喝醉，且空腹飲酒對胃腸道傷害大，容易引起胃潰瘍、胃出血。可在喝酒前先吃一些油質食物，如蹄膀、肥肉等，或飲用牛奶，利用食物中不易消化的脂肪對胃部進行保護，避免酒精傷胃。

3.宜慢不宜快：喝酒後的5分鐘內酒精就會進入血液，1個小時左右血液中酒精的濃度就可達到巔峰。喝酒的速度越快，血液中的乙醇含量就越高，也就越容易醉酒。因此喝酒要慢，讓身體有時間將乙醇消化掉，就不容易醉了。

4.喝酒後喝一碗熱湯：特別是用薑絲燉的魚湯，能夠很好地解酒。

5.喝酒時可多吃些綠葉蔬菜：肝臟會受到酒精很大的傷害，綠葉蔬菜中的維生素和抗氧化劑可保護肝臟；也可多吃些豆製品，其中的卵磷脂對肝臟有保護作用。

選擇健康的下酒菜

1.蛋白質含量豐富的菜肴：飲酒對肝臟有很大的傷害，喝酒精含量越高的酒，富含蛋白質的食物就越要多吃，市售的保肝藥中就含有膽鹼和蛋氨酸成分，而雞、牛肉、雞蛋、魚及大豆製品和其他動物性食品中，含大量膽鹼和蛋氨酸，所以食用此類食物就等於服用了保肝藥。但值得注意的是，飲酒時不要過食臘肉、香腸、鹹魚，這類燻臘食品含有大量亞硝胺與色素，容易與酒精發生反應，不但對肝臟有很大的壞處，且會損害食道與口腔黏膜，甚至誘發癌症。

2.糖醋菜可多吃：酒精會損害肝臟，但糖卻對血液循環及肝臟有一定的保護作用，因此下酒菜可選擇拔絲山藥、糖醋涼拌三絲、糖醋魚及糖醋里脊等。

3.水果拼盤：飲酒時，雞鴨魚肉相對較多，大都是酸性食品，為了讓體內的酸鹼度得到平衡，必須吃一些水果、蔬菜等鹼性食品。所以，飲酒時可搭配一個水果拼盤，當然，飲用一些蔬菜汁也很不錯。

4.解毒食品：任何酒中都含有乙醛等雜質，甚至一些假酒中還摻雜著可致盲的甲醇，因此喝酒時很有必要吃一些排毒食物。能排毒、解毒的食品有動物血，如鴨血、豬血、鵝血、雞血，及豆腐、豆芽、春韭等。

醉酒了如何解？

1.蜂蜜：蜂蜜中含有一種大多數水果都沒有的果糖，它對酒精有極佳的分解吸收效果。

2.維生素片：維生素C和維生素B_1都可幫助肝臟解酒，且維生素B_1還可維持神經系統的正常功能，對醉酒引起的一系列反應有很好的緩解作用。

3.喝醋酸：醋酸遇酒精就會生成水和乙酸乙酯，可將酒精對人體的傷害降到最低，醉酒時用陳醋或酸醋60克、生薑片5克、紅糖25克，加適量水，煎後飲服。

細節提示

　　飲酒時多吃豬肝有助緩解醉意，這並不僅僅因為豬肝中富含大量的營養，更因為豬肝可使人體對乙醇的解毒能力大幅提高。另外，經常喝酒會導致人體缺乏維生素B，但是豬肝中富含維生素B，因此喝酒時可多吃一些豬肝。

8 健康的身體少不了有氧運動

　　有氧運動是指在人體氧氣供應充足的條件下所進行的運動，也就是在運動的過程中，氧氣的吸入和呼出可達到平衡。簡單地說，有氧運動就是不劇烈、時間長而動作緩慢的運動。

　　中年男性因為工作繁忙，一有空閒就想休息，使運動的時間大大減少。其實適當做一些強度小的有氧運動對中年男性的身體健康很有好處，常見的有氧運動項目有：快走、步行、慢跑、長距離游泳、打太極拳、騎自行車、球類運動如桌球、羽毛球等。有氧運動特點是有節奏、強度低、持續不中斷、時間長，和賽跑、舉重、投擲、跳遠、跳高等具有爆發性的非有氧運動相比，有氧運動是一種恆常運動，經常持續時間達到10分鐘，身體依然會有餘力。

有氧運動的準備工作

1.運動前喝一杯熱飲可使身體提前預熱，促進陳新代謝，幫助自己在最短時間內發揮出最佳的運動水準。

2.吃一些富含氨基酸的食物。在燃燒脂肪的同時，肌肉也會因為緊縮而變得酸痛，若是在運動前吃一些類似麻婆豆腐或海鮮飯團等氨基酸含量豐富的食物，有助緩解肌肉的僵硬和酸痛。

3.在運動之後應該進行放鬆運動。

幾種常見的有氧運動

1.騎自行車

益處：可鍛煉腿部肌肉與心臟功能，且不會給膝關節帶來其他壓力。

訣竅：剛開始騎車速度不要太快，每小時15公里就可以。若是對自行車比較熟悉以後，體能也在不斷上升的同時，可增加騎車的速度，但最快不要超過每小時30公里。

2.散步

益處：散步不用花錢，對關節基本也沒有衝擊，場地亦不受限制。散步的運動強度不大，做起來很容易，不過若是讓步伐加快，特別是在山坡上散步，可鍛煉心血管功能。

訣竅：剛開始散步每天10分鐘就可以了，等感覺到越來越輕鬆時，可將時間逐漸延長，但最好控制在1個小時以內。

3.慢跑

益處：慢跑和散步很相似，既不需要多少時間，訓練起來也很容易，但慢跑相較散步來說運動強度比較大，獲得的效果也就比較強。

訣竅：開始時並不一定非要跑，快步走就可以了，然後逐漸過渡到跑。慢跑時若感覺氣喘，可馬上換成散步；若是關節感到疼痛，就

休息幾天，或者採取散步的方式。為了防止受傷，應該在較軟的地面上跑步。

細節提示

　　有氧運動可讓中樞神經系統的功能水準大幅提高，增加人體對外部環境不斷變化的適應能力，從而降低患上神經衰弱症的可能性。有氧運動還可消除和減緩激動、緊張、神經質、易怒等壞情緒，鍛煉人的毅力、增加自信心、增強耐力與體能，提高人體的免疫功能，促進健康。

⑨ 吃飯後要注意的幾件事

　　吃飯後馬上去做一些事情，如飲茶、吸煙、吃水果、散步等，不但對身體沒有好處，還有很大的壞處！

　　飯後「百步走」，不但沒辦法活到「九十九」，還會因為增加了運動量，阻礙了人體對攝入營養的消化吸收。特別是中年人，心臟、血管功能原本就在下降，餐後馬上散步會導致血壓下降。正確的做法是飯後坐著休息半個小時左右，等身體對食物有了初步的消化吸收再去運動。

飯後有哪些錯誤行為需要修正？

　　1.飯後飲濃茶：茶葉中富含鞣酸，飯後喝茶，若是腸胃中還有沒及時消化的蛋白質，鞣酸就和它結合在一起，形成難以消化的沉澱物，影響人體對蛋白質的吸收。茶葉還會影響身體對鐵的吸收，時間

一長，就會導致身體缺鐵。飯後不宜馬上喝茶，飯前也不適合喝茶，否則不但會沖淡胃酸，還會阻礙消化。

　　正確做法：最好飯後2個小時再喝茶。

　　2.飯後吃水果：把水果當成飯後甜品，其他食物中的礦物質會與水果中的有機酸結合，對身體的消化吸收有不良影響。食物進入胃以後，消化一般都需要經過2個小時，若是飯後馬上吃水果，先前攝入的食物就會擋住水果，水果就無法得到正常的消化吸收。

　　正確做法：飯後2個小時和飯前1個小時是吃水果的最佳時間。晚上睡覺前也儘量不要吃水果，否則睡覺時腸胃無法得到正常的休息，還會影響睡眠。

　　3.飯後放鬆褲帶：不少男性喜歡在吃飯後將皮帶扣放鬆，雖然這樣可讓肚子舒服一點，但會導致腹腔內壓下降，容易出現胃下垂。

　　正確做法：吃飯時注意細嚼慢嚥，七分飽即可，尤其在吃速食時，這類食物到了胃部以後會慢慢膨脹，所以在七分飽時就應該離開餐桌。

　　4.飯後洗澡：飯後腸胃需要大量的血流量去幫助消化，若是此時洗澡，大量的血流量就會流向體表，很容易降低腸胃功能，導致消化不良。

　　正確做法：洗澡最好在飯後1個小時進行，這樣可使血液循環更為快速，達到快速吸收，對消化系統有很大的幫助。

　　5.飯後一支煙，賽過活神仙：吃飯以後血液循環速度和數量都會增加，若是吸煙，有毒的尼古丁就會在最短的時間內進入血液，人體就會處於興奮狀態，也就是很多煙民說的「賽神仙」的感覺。其實，飯後吸煙比平時吸3支煙的傷害還要大，因為飯後人體熱量大增，這時吸煙會使重碳酸鹽和蛋白質的基礎分泌受到抑制，對食物的消化吸收造

成阻礙，同時還會直接傷害到十二指腸及胃部，使膽汁分泌增加，胃腸功能紊亂，腹部很容易出現疼痛等症狀，且人體在吸收食物營養的同時，也會積極吸收煙中的有害物質，因此應該說，「飯後吸煙，禍害大於天」。

正確做法：維生素C對人體內的尼古丁有很強的清除效果，還能提高細胞的抵抗力，並對保持血管彈性有一定作用。富含維生素C的食物有檸檬、橘、白蘿蔔、橙、鮮棗、番茄、辣椒、苦瓜、青江菜、胡蘿蔔、小白菜等，喜歡吸煙的男性應該常吃水果和蔬菜。

飯後散步的注意事項

飯後胃部處於充盈的狀態，必須有充足的血液供應才能正常工作，這時若是步行，運動系統會分走一部分血液，這樣消化道很容易缺血，消化液的分泌量就會下降，胃腸的蠕動能力也會減弱，正常消化就不能按時進行，從而出現消化不良，最終影響人體對營養成分的吸收。另外，飯後胃內容物增加，會導致身體負擔加重，走路過急會加重胃腸負擔，甚至可能造成胃下垂等疾病。

飯後散步最好在餐後半小時進行。飯後散步特別適合長期伏案工作、平時活動較少、形體較胖的人，這些人若是在飯後散步20分鐘，有助於促進食物的消化吸收、胃腸消化液的分泌和胃腸蠕動，這對身體健康很有好處。即使是身體健康的人，飯後散步也應該多休息一會兒再進行，活動量應該根據自身情況而定，不覺得疲勞即可，若想進行較為劇烈的運動，最好在飯後兩個小時進行。

體弱多病，體質較差，特別是患有胃下垂等疾病的人，飯後立即散步絕不可取，至少平臥10分鐘後才能散步；患有心腦血管疾病，如高血壓等疾病的患者，飯後也不能馬上行走。

細節提示

　　飯後用熱手輕輕按摩腹部，從左到右，從上至下，也可採順時針方向，用手掌環轉推摩，這樣可使腹腔內血液循環更為暢通，使胃腸消化功能大幅度增強。飯後散散步，對人體的休息和食物消化也極為有利。

⑩ 戒除乘車時的壞習慣

　　很多上班族每天都要搭乘大眾運輸工具，但是卻不瞭解一些看似平常的習慣，對身體健康有著很大的威脅。

乘車時的幾個壞習慣：

　　1.聽音樂：很多人喜歡在搭車時聽音樂，且音量還調得很大，殊不知，這種習慣就是男性聽力健康的殺手。聲波通過與人耳「完美結合」的耳機（特別是耳塞式），將振動滴水不漏地傳達到內耳，直接作用在內耳聽覺器官上，會損害人的聽力。

　　2.看書：車輛運行中內部光線強度隨時都在變化，這必然會導致人的瞳孔不斷地進行調節來適應變化的環境，很容易出現視覺疲勞，從而導致眼細胞老化的速度加快，視力不斷下降。另外，看書時需高度集中注意力，身體就會長時間保持在一種固定的姿勢，後果是手足發麻，腰酸背痛。

　　3.飲食：車輛開門關門，車內外的飛沫、灰塵等都會使車內環境造成污染，也就是說，在車上吃東西等於吃了一肚子灰塵、細菌、病毒等。

乘車睡覺與頸椎病

很多人在乘車途中喜歡「養神補眠」，而人的頸椎處於睡眠狀態時一般都會很脆弱，一個剎車往往就會對頸椎造成極大的損害；其次，坐車時不管後仰還是前俯，頸椎都會偏移人體生理曲線，時間一長會導致慢性頸椎病變。而長時間舟車勞頓時若想小睡一會兒，建議戴上氣囊頸圍，這樣可保護頸椎。

如果頸椎出現問題了要怎麼辦？以下兩種方法有助改善頸椎病：

1.枕頭要枕在脖子上：睡覺時，頸椎常偏向一側或處於低頭的位置，易導致頸椎病變。一個好枕頭的標準就是頸椎可維持在正常的生理曲線上。將枕頭枕在脖子上，不可置於後腦勺上，這樣才可讓頭和身體保持中立位，預防頸椎疲勞。中間低兩邊高的枕頭就很適合這樣的標準。

2.做「包頂頸」練習：長期伏案工作很容易引起頸椎疲勞，導致椎間盤病變、骨質增生接踵而來。建議伏案工作一個小時後要站起來活動活動筋骨，方法如下：將雙手置於後腦勺，腦袋向後使勁，雙手向前使勁，注意雙手不要彎曲，腦袋大概對抗手5～10秒後放鬆休息，但是手不可放下，將剛才的動作繼續重複5～10秒，持續做5分鐘。每天至少做2次，長期堅持對頸椎很有好處。

⑪ 午睡時間不宜過久

有些人想利用午間把晚上缺少的覺「補回來」，午間一睡好幾個小時，其實這種睡眠方式並不健康。

理想的午睡模式

1.長度：午睡時間若是過長，只會讓自己更加疲勞。為了達到緩解疲勞的目的，午睡時間最好不要超過半個小時。對於那些無法長時間離開工作崗位的人，可學著做一瞬間休息的午睡練習，時間保持在5分鐘以下。

2.姿態：午睡的目的是讓大腦得到休息，因此並非要躺著。坐著，俯臥，或者其他的睡眠方法都可以，但要記住讓身體放鬆很重要。

3.時間：午飯後是最佳的睡眠時間，且最好每天都在同一個時間段午睡，這樣身體就可適應相同的時間進行疲勞恢復。除此之外，若在工作時感到疲勞，就好好睡一會兒吧，別在意工作，因為繼續這樣工作下去毫無效率。另外，午睡還可緩解緊張的心情。

4.準備工作：睡前做一些準備工作，可讓睡眠品質得到大幅度提高，譬如刷牙、關閉手機、深呼吸、喝水等。

午睡的一些禁忌

1.午睡要注意衛生：睡前不要吃得太飽，也不要吃太油膩的東西，因為過飽會導致腸胃負擔加重，油膩會增加血黏稠度，使冠狀動脈病變加重。

2.講究午睡時間：很多人以為只要中午睡覺了，就可達到休息的

效果，但人的最佳睡眠時間在起床後8小時或睡前8小時，大概也就是中午1點，此時人的警覺處於自然下降期，這時休息可得到最佳效果。

3.午睡時間不宜太長：午睡最好不要超過半小時，時間再長也不能超過一個小時。午睡時間長，醒來後會感到全身無力和輕微的頭痛，並且不容易醒，時間若是過長，身體也許就會進入很難睡醒的深睡期，這樣就需要更長的時間來完成一個完整的睡眠週期。

4.午睡後不要急起：應該慢慢站起，喝杯水，補充血容量，降低血液黏稠度，接著做一些緩慢的運動。剛清醒時人很容易出現恍惚感，因此不要立即從事危險和複雜的工作，涼水洗臉就是一個消除不適感的好方法。

5.注意保暖：午睡時要做好保溫工作，防止被涼風吹到。因為入睡後毛孔張大、毛細血管擴張、肌肉鬆弛，若是午睡處對著打開的窗戶，或辦公室內空調開得過低，很容易出現感冒等疾病。

細節提示

　　不少人在睡覺時不注意睡姿，殊不知，伏案睡覺會影響神經傳導和血液循環，使雙手、雙臂刺痛、發麻，還會對眼球造成壓迫，眼壓就會增加，時間一長就會使眼軸增長、眼球脹大，導致視力受到很大損害。

⑫ 洗澡、泡澡有竅門

　　洗澡可清除油污汗垢，舒筋活血，消除疲勞，改善睡眠，提高皮膚的抗病力和新陳代謝功能，溫水的浸泡對一些疾病也有很好的治療效果。

　　洗澡不宜用過高溫度的水，一般在38℃左右即可，儘量和人體處於同一個水溫。洗澡的次數也應有所限制，若是洗澡過於頻繁，會將正常寄生在皮膚表面的保護性菌群及皮膚表面正常分泌的油脂全部洗掉，容易出現皮膚搔癢的情況，且會降低皮膚的抵抗能力，容易患上皮膚病。

洗澡時需注意的幾件事

　　1.剛吃完飯不可洗澡：吃飯以後，身體會將大多數血液分配到腸胃部幫助消化，若是馬上洗澡，一方面會導致心臟缺血，甚至發生猝死或心絞痛，另一方面會導致流向胃部的血液減少，影響食物的消化吸收，甚至引起上腹部疼痛、嘔吐、噁心等症狀。所以，不要在飯後1小時內洗澡，飯前1小時或飯後2小時洗澡較為適宜。洗熱水澡前最好喝一杯溫開水，以使全身血液容量得到補充。

　　2.動作不可過猛：洗澡的動作要舒緩些，儘量分次進行，這樣可在消耗最小體能的基礎上洗好澡。坐浴完畢後要慢慢站起來，洗後休息半個小時很重要，可以恢復心力和體力。

　　3.洗澡前服藥預防：若是患有嚴重的冠心病，可在洗澡前選擇一些治療藥物咬碎含於舌下，不要吞嚥。藥物很快就能夠生效，但維持時間一般不會太長。若是出現胸前區悶痛、憋氣，應再次含用治療藥物，但用藥的數量要增加一些。患有高血壓的中年男性也應該採取同

樣的方法。

4.時間不宜過長：避免長時間將全身浸泡在熱水中，體表的血管擴張很容易使流向腦部的血流量減少，讓人感到頭昏眼花，嚴重者甚至會摔跤或昏倒，造成骨折及其他危險。

5.嚴防受涼：很多男性都患有呼吸和循環系統的疾病，一旦受寒，患有疾病的症狀就會加重，因此洗澡前要將浴室的溫度提高，以裸身不覺得冷為宜。可先放一些熱水在浴池內，將室內溫度提高。同時，浴室的門窗要適當關閉，但不可以關得太嚴，保持浴室內空氣流通。洗完澡後用乾毛巾將全身擦乾、穿衣，以免受涼。

巧製洗澡水，健體又護膚

1.將兩片小蘇打加入5公升溫水中，等溫水將藥片溶解後用來洗澡，對肌膚很好。

2.在溫水中加入些許食醋，浸浴其中，這種水能止癢，還可使頭髮亮澤柔軟。

3.用橘子皮（鮮、乾均可）加水煮汁，然後放入溫水中攪勻用來洗澡，可讓精神舒暢，對健康極為有利。

4.將些許新鮮番茄汁倒入溫水中攪勻，常用此水洗澡可使容顏不老，皮膚柔嫩。

5.用大蒜煮湯洗澡，既可防治皮膚病，又能防止蚊蟲叮咬，還能治療關節風濕痛及神經痛。

⑬ 男性生殖器官如何維護？

現今社會，人類畸形劣質精子增多、精子品質衰退、精子數量下降，導致精子受孕力、穿透力、活力下降，從而引起越來越多的不孕不育病症。實際上，生殖健康與職業、遺傳、免疫、生理等因素有關，更與現在一些男性的「時尚」生活方式有關。

導致男性不孕不育的因素

1.過量飲酒：酒精會促使身體內多種激素功能出現紊亂，影響與生殖有關的睾丸酮、促性激素等的分泌與合成，而大量飲酒後，會使男性的精子生成發生障礙，睾丸酮生成減少。

2.頻繁接觸電子產品：無限制地玩電腦遊戲，長時間地使用手機等，都會危害到生殖健康，很容易使生精細胞出現異常。

3.不潔性生活：不潔的性生活很容易使生殖道受到感染，會阻塞輸精管，對精子的產生、運輸和活動產生影響，引起少精症而降低生育能力。而慢性前列腺炎會對分泌功能造成影響，導致精液無法液化，使精子在黏稠的液體中無法自由游動，這就直接造成了不孕不育。

4.嗜好軟座：無論在辦公室或在家，很多男性喜歡坐軟沙發、軟

⑭ 從日常生活習慣保護腎臟

　　人體每時每刻都會進行新陳代謝，不斷地吸收各類營養物質，並產生一系列人體不需要的有害物質和廢物，而這些有害物質就需要通過腎臟排出體外，以調節機體酸鹼、電解質和水平衡，維持正常的生命活動。所以對中年男性來說，想延緩衰老、保持健康，保護好腎臟極為重要。

　　日常生活多喝水可促進人體的新陳代謝，幫助腎臟排泄廢物，使腎臟中有毒物質的濃度大幅降低，防止腎臟受到損害。人在生病發熱時，因代謝增加，有毒物質、廢物的產生也會增加，此時多喝水可幫助排泄。

四大不利於腎臟的生活方式

　　1.不喝水、吃得鹹、熬夜：工作壓力大、長期熬夜、愛喝咖啡和濃茶，腎功能很容易就出現問題。若是飲食習慣偏鹹，會使血壓升高，無法維持腎臟的正常血液流量，很容易出現腎病。若是長時間不喝水，尿量也會降低，尿液中攜帶的毒素和廢物的濃度就會增加，容易引發腎積水、腎結石等。

　　2.喝啤酒、吃海鮮：過量攝入高蛋白食物，如大肉大魚等，體內會產生過多的尿素氮和尿酸等代謝廢物，使腎臟排泄負擔加重。大量飲酒很容易出現高尿酸血症，這些習慣往往會引起高血脂等代謝疾病，最終導致腎臟疾病。夏天一到，很多人都喜歡邊喝啤酒邊吃海鮮，這種飲食方式對腎臟健康有極大的危害。

　　3.經常憋尿：尿液在體內滯留的時間越長，產生的細菌就越多，細菌就會通過輸尿管逆行到腎，導致腎盂腎炎和尿路感染，這種情況

一旦出現，就會變成慢性感染，極難治癒。

4.用藥過多、亂服藥物：有些藥物若是長期服用會對腎臟產生很大的危害，這些藥物包括含有馬兜鈴酸成分的中草藥，及非甾體類抗生素、抗炎藥等，都會損害到腎臟。

日常護腎要注意的幾件事

1.小心藥物傷腎：很多藥物對腎臟有很大的壞處，如鏈黴素、卡那黴素、磺胺類等，服用這些藥物時應小心謹慎。若需要用藥，應該在醫師的指導下服用，儘量選用對腎臟損害較小的藥物，同時要多喝水。

2.預防尿路感染：中年男性很容易出現尿路感染的情況，因為中年男性腎血流量較年輕時降低了不少，且腎臟抵抗力也有了大幅降低。男性的前列腺增生很容易導致尿路感染，所以要及時發現並治療。

3.注意腰部保暖：熱天不可貪涼露宿，光著上身睡石板、木板等都不可取；寒冷季節應該注意腰部保暖，防止風寒侵襲腎臟，從而降低或影響到腎臟功能。

4.控制血壓：男性腎動脈經常會出現內膜增厚的現象，若是患有高血壓，這種情況會更加嚴重，因此控制血壓很重要。

5.保持小便通暢：若是出現尿道阻塞、小便不通暢，腎實質發炎和腎盂出現的機率就會增大，使腎臟負擔更為嚴重。

6.保持良好的作息習慣和心理狀態：培養一些有益身心的愛好，保持樂觀的情緒，作息時間要有規律，避免熬夜。

7.注意飲食：日常飲食不宜過油膩、過鹹（每天鹽的攝入量不高於6克），含食品添加劑的食物或醃製品儘量少吃。

　　搓揉頭髮可補腎益腰、疏通經絡。可用左右手交替輕揉、摩擦頭皮，早、中、晚各1次，可防治眩暈和過早脫髮、白髮。牙齒和腎臟也有很大的關係，腎氣充足牙齒就會很好，一副堅固的牙齒對腎臟也很有好處，因此可經常敲敲上下牙齒。

⑮ 飲水對健康很重要

　　水是生命的營養物質，也是生命物質溶劑，中年男性每天的飲水量應在1800毫升左右。但很多中年男性因為習慣不好或者工作太忙等原因，飲水量遠遠不夠，這對身體健康極為不利。

　　人體內蛋白黏多糖等生物分子與水結合存在，在塑造組織、細胞方面有著重大作用；水還可作為細胞內外重要溶劑，對身體有重大的作用。可以說，健康的身體離不開水，而科學的飲水方式對健康有很大的好處。

正確飲水的方法

　　1.定時，勿只在口渴時飲水：早晨應多次、少量飲水，這樣不但可對晚上耗損的水分有所補充，幫助胃部分泌消化液，增加食欲，同時可刺激胃腸蠕動，有利於降低血壓及定時排便。一旦出現口渴的情況，說明體內的水分已經開始缺乏，這時補水往往就是事倍功半。

　　2.適量喝水，不暴飲：一個人每天的飲水量，應視溫度、氣候、工作條件和身體狀況而定。一般情況下，中年男性每天的排尿量會達到2500毫升，絕大部分需要通過食物和喝水來補充，所以每天的飲水

量至少要達到1800毫升，這樣才可以保持體內水分的平衡。暴飲會加重胃腸、肺、心的負擔，引發胃下垂、消化不良，甚至導致肺衰竭、心力衰竭，並不可取。

3.喝溫熱鹽水，不要喝冰水：炎熱的夏天，身體會大量出汗，若只喝白開水，進入體內的水分不但沒辦法保留在組織細胞內，反而更容易隨尿液或汗液排出體外，往往會出現越喝越渴的情況，還可能引起無力、心慌等低鈉血症。這時，適量飲用一些淡鹽水，可補充流失的鹽和水。溫開水進入身體後，可在最短時間內滲入細胞，這樣因出汗而缺水的身體就可得到及時的水分補充。冷飲雖然可暫時帶來舒適感，但若是過量飲用冰鎮飲料，會導致身體散熱困難，汗毛孔宣洩不暢，餘熱蓄積，很容易中暑。

4.喝開水，不喝生水：白開水已經被廣泛認為是最佳的飲料，煮開並已經沸騰3分鐘的開水，不但沒有任何細菌，且富含對人體很有好處的營養元素。生水對人體有極大的危害，沒燒開的水中殘留的有機物與水中的氯相互作用，會產生一種叫做三羥基的致癌物質。常飲生水，患直腸癌、膀胱癌的機率大增。

5.喝新鮮開水，不喝「陳水」：新鮮開水，現燒現喝，不但無菌，還富含人體所需的多種礦物質。放置時間過長的水不要喝，開飲機中隔夜重煮的開水也儘量避免飲用，反復多次煮沸的殘留開水也最好不要飲用，不喝蒸過飯菜的蒸鍋水及盛在保溫瓶中已非當天的水。這些「陳水」雖然沒有細菌，但是人體所需的礦物質已經大致流失，且還存在著某些有害物質，如亞硝酸鹽等。

喝水的最佳時間段

中年男性正常飲水量為每天1800毫升左右，體內物質氧化可生成

300毫升水，因此每天應補充的水分不可少於1500毫升，其中包括飲食中的含水量。若是到了天氣炎熱的夏季，每天飲水不可以少於2500毫升，這樣才可以滿足正常的人體需求。另外，中年男性特別注意在下列五個時間段最好都飲用一杯水：

1.起床後：可補償夜間水分的消耗，對預防腦血栓、腦出血、高血壓的形成有極佳效果。

2.三餐前：餐前一個小時左右空腹喝水，可保證分泌足夠的、必要的消化液來促進食欲，幫助身體對食物的消化吸收。

3.上午、下午工作間休息：可補充經尿排出及由於工作流汗的水分，且體內囤積的廢物也可經此排出。

4.下班時：離開辦公室前飲用一杯水，可讓自己暫時避免饑餓。

5.睡前2～3個小時：此時飲水可降低血液黏稠度，使血液循環加快。

餐前喝水的六大好處

1.提高免疫力：可提高免疫系統活力，增強對抗細菌侵犯的能力。

2.提高注意力：可保持大腦的活力，將新資訊牢牢存到記憶體中。

3.抗失眠：多喝水可幫助擁有更好的睡眠。

4.抗抑鬱：可幫助神經生成抗擊抑鬱的物質。

5.預防疾病：可預防腦部和心臟血管堵塞。

6.抗癌：幫助造血系統正常運轉，對癌症的預防有奇效。

細節提示

　　不少人覺得喝水會將消化液沖淡，對消化很不利。殊不知，水是一種極佳的溶劑，可使體內脂肪、蛋白質、大分子等生化反應在介面上或溶液中順利進行，還可提高消化酶的活性。吃飯時適量喝水、喝湯，對消化能有協助作用。

第四章

營養食譜
——男性健康加油站

　　中年男性工作繁忙，經常熬夜，往往是早餐成午餐，午餐成晚餐，晚餐成宵夜。飲食不管是在時間上、數量上還是品種上都毫無規律，遇到喜歡吃的暴飲暴食，若是不喜歡的就棄在一邊，筷子都不肯動一動。其實這些習慣都不好，必須摒棄。那麼中年男性健康的飲食習慣是什麼呢？本章將為您詳細闡述。

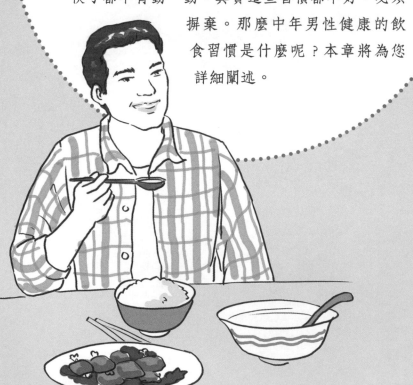

① 不同的體質，不同的膳食

中醫養生其實很簡單，不外乎飲食、運動、心情及生活方式。人體是一個龐大的小宇宙，若是想要健康，就必須在對身體有所瞭解的情況下，掌握一套正確的養生方法。

人的體質主要分為：陰虛型、陽虛型、氣虛型、氣鬱型和痰濕型五種，若是可根據自身體質來採取不同的食療及養生措施，就可取得事半功倍的效果。

陰虛體質

體質特點——缺水：面色潮紅、形體消瘦、心中時煩、口燥咽乾、少眠、手足心熱、尿黃、便乾、多喜冷飲，不耐春夏、舌紅少苔、脈細數。

飲食調養：應保陰潛陽，遠燥烈、肥膩厚味之品，宜清淡；可多吃些糯米、芝麻、乳品、蜂蜜、魚類、甘蔗等清淡食物，薑、蔥、韭、蒜、椒、薤等辛味之品則應少吃。

陽虛體質

體質特點——怕冷：面色淡白無華或形體白胖、四肢倦怠、平素怕寒喜暖、大便時稀、小便清長、常自汗出、唇淡口和、舌淡胖、脈沉乏力。其人患病則易從寒化、四肢厥冷、畏寒蜷臥、或喜溫喜按、腹中綿綿作痛；或小便不利、身面水腫；或下利清穀、腰脊冷痛；或咳喘心悸、胸背徹痛；或小便失禁、夜尿頻多。

飲食調養：有壯陽作用的食品要多食，如羊肉、雞肉，根據「春夏養陽」的法則，夏日三伏，每伏可吃一次羊肉附子湯，配合天地陽

旺之時，讓體內陽氣更為充足。

氣虛體質

體質特點——氣短：形體偏胖或消瘦，面色蒼白，體倦乏力，常自汗出，語聲低怯，且心悸食少，動則尤甚，血脈虛弱，舌淡苔白。如患病則諸症加重，或伴有咳喘無力、氣短懶言；或大便溏泄、食少腹脹；或精神疲憊、心悸怔忡；或小便頻多、腰膝酸軟。

飲食調養：可常食糯米、白米、小米、山藥、大麥、大棗、馬鈴薯、香菇、胡蘿蔔、雞肉、豆腐、鱣魚、鵝肉、牛肉、鵪鶉、青魚。如果情況較為嚴重，可適量攝入人參。

氣鬱體質

體質特點——鬱悶：形體偏胖或消瘦，面色萎黃或蒼暗，平素易於激動，性情急躁易怒，或胸悶不舒，憂鬱寡歡，時欲太息，舌苔白，淡紅，脈弦。若病則胸脅竄痛或脹痛；或頸項癭瘤；或咽中梗阻，如有異物；或胃脘脹痛，呃逆噯氣，泛吐酸水；或大便泄利不爽，腹痛腸鳴；或昏僕吐衄，頭痛眩暈，氣上沖逆。

飲食調養：可少量飲酒，以提高情緒，活動血脈。多食一些能行氣的食物，如柳丁、香櫞、佛手、蕎麥、柑皮、茴香菜、韭菜、火腿、大蒜等。

痰濕體質

體質特點——體胖：嗜食肥甘、形體肥胖、懶動、神倦、嗜睡、口中黏膩、身重如裹或脈濡而滑、便溏、苔滑膩、舌體胖。若病則咳喘痰多，胸脘痞悶；或大便溏泄，噁心嘔吐，食少；或小便渾濁或不

利，四肢水腫，按之凹陷；或頭身重困，肌膚麻木不仁、關節疼痛腫脹。

飲食調理：酒類不宜多飲，少食肥甘厚味，且勿過飽。多吃些水果、蔬菜，特別是具有化痰祛痰、健脾利濕的食物，如荸薺、白蘿蔔、海蜇、紫菜、枇杷、洋蔥、大棗、白果、薏苡仁、扁豆、蠶豆、紅小豆等。

細節提示

每個人的體質都不相同，因此必須給自己建立一個針對自身體質的食譜。飲食必須和自己的體質相適應，否則效果往往適得其反。

② 男性需要的健康食物

據統計，男性十大死因中有四項和飲食關係重大，分別是腦血管疾病、癌症、糖尿病和心臟病。所以說，好的食物會使人健康，若是吃錯了食物，身體就可能越來越差。那麼有哪些食物可讓男性更健康呢？又有哪些食物對男性的身體不利呢？在這裡，就給中年男性列舉幾種。

男性應該愛上的食物

黃豆。黃豆中富含植物性荷爾蒙，男性多吃黃豆及其製品可降低患上前列腺癌的機率，例如日本男性很喜歡吃黃豆製品，他們患前列腺癌的機率就非常低；黃豆還可避免男性骨質流失。

番茄。豐富的維生素C可和細胞一起作用，製造出能強健血管的骨膠原。

生蠔。海鮮可讓男性的性能力更強。男性精液中含有大量的鋅，若是身體缺鋅，會影響精蟲的品質與數量，而食物中海鮮類的蟹、蝦、蠔的鋅含量最為豐富，一顆小小的蠔基本上就可滿足男性每天對鋅的需求。此外，蠔因富含牛磺酸或糖原，對肝臟功能也有很好的養護效果。

胡蘿蔔。含有豐富的鉀可降低血壓，食物纖維對腸道還有極佳的整理效果。β-胡蘿蔔素可在身體內轉化為維生素A，增強機體對疾病的抵抗力，對造成細胞惡化的活性氧等有極強的抑制作用，β-胡蘿蔔素對癌症也有很好的預防效果。

深海魚。深海魚中的Omega-3脂肪酸可降低三酸甘油酯、減少血管收縮、阻止血液凝結等，有養護心臟血管的作用。

高維生素C食物。男性過了25歲，精子的品質就會不斷下降，但維生素C對精子老化有很好的阻礙作用，富含維生素C的水果蔬菜有柳丁、奇異果、蘆筍、青花椰菜、橘子等。

全麥麵包。要對抗壓力，B族維生素就顯得極為重要。全麥麵包中富含B族維生素，還含有大量的碳水化合物，可緩慢釋放能量，且有極佳的鎮定效果，使人不緊張，更加放鬆。

男性應該遠離的食物

油炸食物。在植物油中加氫，植物油就會轉化成固態，其所含脂肪屬於反式脂肪。薯條及其他油炸類食物、餅乾中都富含反式脂肪，美國甚至在此類食品上貼上少吃為妙的標誌。

高脂牛奶。乳製品和牛奶堪稱蛋白質的最佳來源，但就算是乳類

食品，也應該分清楚它們的傷害。像全脂牛奶或者高脂牛奶，中年男性最好少飲為妙，此類食品對身體的傷害不亞於肥肉。

肥肉。大口吃肉看上去很陽剛，但事實上卻很不健康，吃太多紅肉（燻肉、牛肉、香腸）會讓你無法剛強。膽固醇和飽和脂肪酸會使血管變窄，其中就包含輸送血液至生殖器官的血管，沒有充分的血液如何高舉？且此類血管都比較細小，最容易出現堵塞。

精麵粉。糖果、白麵包吃起來味道不錯，但若是從營養角度來分析，結果就不是這樣了。全麥製作成精麵包的過程中，會喪失70%的鋅，但是鋅對於生殖健康極為重要。前列腺是人體中儲存鋅量最高的位置，多攝入一些鋅對前列腺增生有很好的預防效果。

食用豆腐的注意事項

1.促使腎功能衰退：正常情況下，人體攝入的絕大多數植物蛋白質都會經過代謝變化，成為含氮廢物由腎臟排出體外。但是到了中年，腎臟的性能有了大幅度下降，這時若是沒注意飲食，吃太多豆腐，植物性蛋白質就會攝入過量，體內的含氮廢物就會增多，腎臟的負擔也會加重，這樣腎功能就會進一步衰退，對健康很不利。

2.引起消化不良：豆腐中蛋白質的含量很高，若是食用過量會阻礙人體對鐵的吸收，且對蛋白質的消化吸收也不夠徹底，很容易出現腹瀉、腹脹等不適症狀。

3.促使痛風發作：豆腐含普林較多，血尿酸濃度增高的患者和普林代謝失常的痛風病人食用過多很容易發作，尤其是痛風患者要少食。

4.促使動脈硬化形成：豆製品中蛋氨酸的含量很豐富，蛋氨酸在酶的作用下可轉化為半胱氨酸。半胱氨酸對動脈管壁內皮細胞有很大的損害作用，易使甘油三酯和膽固醇沉積於動脈壁上，從而形成動脈硬化。

5.導致碘缺乏：大豆中含皂角苷，它雖然對動脈粥樣硬化有預防作用，但會加速體內碘的排泄，時間一長，很容易出現碘缺乏病。

可見，豆腐雖好，但也不能吃太多。缺鐵性貧血、腎病、動脈硬化、痛風患者更應該控制食用量。中醫認為，豆腐性偏寒，脾虛者和易腹脹、腹瀉、胃寒者及常出現遺精的腎虧者也應該少吃。

細節提示

性功能在很大程度上依靠神經系統和心血管系統的傳送，健康的食物可保持它們更加暢通，而垃圾食品則會阻礙這條「線路」。因此，每天吃東西時應該注意「上下兼顧」。

③ 想健康，多吃些粗糧

粗糧是相對我們平時吃的白麵、精米等細糧而言的食物，主要包括穀類中的小米、玉米、高粱、紫米、麥麩、蕎麥、燕麥及各種乾豆類，如青豆、黃豆、綠豆、赤豆等。

細緻的現代生活產生了很多營養疾病，對男性健康造成了很大的威脅，如痛風、糖尿病、肥胖、結腸腫瘤、高血壓等。時下，吃粗糧似乎成了一種時尚的養生方式。但是你對粗糧瞭解嗎？你吃粗糧的方式正確嗎？

吃太多粗糧的壞處

長期過食粗糧會對營養的吸收造成影響，導致人體缺乏多種基本

的營養元素。所謂「面有菜色」，指的就是攝入了過多的纖維素，引起營養不良的典型表現。粗糧吃得太多，還會對消化系統造成嚴重影響。過多的纖維素可導致脫水、腸道阻塞等急性症狀。纖維素對身體吸收藥物有一定的阻礙作用，它可降低某些抗精神病藥和降血脂藥的藥效。

正確吃粗糧的方法

1.搭配葷菜：我們吃東西不只需要注意口味嗜好，葷素搭配和平衡膳食也應該是考慮的內容。粗糧每天攝入量最好不要超過60克，當然，可根據自己的情況適當調整。

2.及時多喝水：想要粗糧中的纖維素為腸道正常工作，充足的水分是很重要的。多吃了一倍的粗糧，水分的攝入也必須多出一倍。

3.循序漸進：粗糧的進食量突然減少或增加，會引起腸道反應。若是你平時基本上都以肉食為主，切換到「粗糧模式」時，為了幫助身體更好的適應，應該堅持循序漸進的原則，操之過急不可取。

不宜吃粗糧的人群

1.缺鐵、鈣等元素的人：因為粗糧裡含有食物纖維和植酸，會結合形成沉澱，對人體吸收礦物質有阻礙作用。

2.胃腸功能差的人：胃腸功能不好的男性要少吃一些，否則腸胃負擔就會加重。

3.體力活動比較重的人：粗糧營養供能少、價值低，如果長期進行重體力勞動，粗糧還是少吃一些為好，因為粗糧無法提供大量的營養。

4.患消化系統疾病的人：如果患有胃潰瘍或肝硬化食道靜脈曲張，進食大量粗糧易引起潰瘍出血和靜脈破裂出血。

5.免疫力低下的人：若是長期堅持每天攝入50克纖維素，會使人的脂肪利用率降低、蛋白質（蛋白質食品）補充受阻，造成血液、心臟、骨骼等臟器功能損害，使人體的免疫能力大幅降低。

細節提示

　　很多人把粗糧當成包治百病的良藥，其實這是錯誤的認知，適量食用粗糧對身體固然有好處，但盲目食用卻會適得其反。

④ 男性要多吃帶「色」蔬菜

　　按照顏色由淺到深，蔬菜分為白色蔬菜、黃色蔬菜、紅色蔬菜、綠色蔬菜、紫色蔬菜和黑色蔬菜6種。一般來說，蔬菜的營養含量與它的顏色深淺成正比，顏色較深的蔬菜往往含有更高的營養價值，比如白蘿蔔的營養價值就沒有胡蘿蔔高，而萵筍葉的纖維素含量就比萵筍多很多。

白色蔬菜

　　常見的白色蔬菜有白蘿蔔、蓮藕、茭白、竹筍、冬瓜、花菜等，食用白色蔬菜能有強化心肌，調節血壓和緩解情緒的作用，其中白蘿蔔的好處最多。白蘿蔔在民間甚至被稱為「土人參」，它除了可化痰生津，幫助消化，刺激食欲外，還有防癌和抗病毒的效果。花菜也有防癌的效果，尤其是對乳腺癌，別以為只有女性會患上乳腺癌，男性若是沒有注意保養，同樣也會患上乳腺癌，花菜中含有大量的吲哚氯化合物，這種物質可使活性雌激素的濃度大幅降低，有提高抵抗力，

預防乳腺癌的效果。

黃色蔬菜

　　黃色蔬菜包括南瓜、韭黃、捲心菜、金針等。黃色蔬菜含有大量的維生素E，可延緩皮膚衰老。另外，黃色蔬菜中 β -胡蘿蔔素的含量也很豐富，可調節上皮細胞的再生和分裂。

紅色蔬菜

　　胡蘿蔔、紅辣椒、番茄等屬於紅色蔬菜類，這類蔬菜給人熱烈、醒目的感覺，可以讓神經系統更加興奮。紅色蔬菜中不但富含各類維生素，還含有一種對感冒有極佳治癒效果的物質，同時對小腸和心臟也很有好處。

綠色蔬菜

　　綠色蔬菜富含維生素B_1、維生素B_2、維生素C，還含有多種微量元素及 β -胡蘿蔔素（維生素A原）。綠色蔬菜對失眠者及高血壓患者有較好的鎮靜作用，對肝臟也很有好處，拿芹菜來說，它所含的蛋白質比一般蔬菜瓜果高一倍，鐵和鈣含量是番茄的20倍，芹菜中還含有大量的膳食纖維，及一種揮發性芳香油，可刺激胃酸分泌，增進食欲，促進血液循環和胃腸蠕動，因此，有降血壓、降低血液黏稠度、增強免疫力及保護血管的功能，可輔助治療動脈硬化、高血壓、便秘、失眠、神經衰弱等多種疾患。綠色蔬菜還含有酒石黃酸，可避免體內糖類轉換為脂肪，因此肥胖者應該多吃綠色蔬菜。

紫色蔬菜

紫色蔬菜有扁豆、茄子等，它們有增加腎上腺分泌和調節神經的功效，且紫茄子富含大量的維生素P，茄子的鈣和蛋白質含量分別比番茄高2.75倍和3.8倍，它在天然食物中維生素P的含量最高。維生素P是人體必備的14種維生素之一，它可使身體細胞之間的黏附力更強，提高微血管的強力，避免血管出現脆裂，所以有保護血管避免出血的效果，使腦血管栓塞的機率大幅降低，還能改善血液循環，有效防治心血管疾病，對皮膚紫斑、咯血、高血壓患者有益。

黑色蔬菜

黑色蔬菜有海帶、黑木耳、香菇等，黑色蔬菜能刺激人的造血和內分泌系統，促進唾液的分泌，幫助消化，有益腸胃。黑木耳可幫助人體對纖維一類的物質進行消化，可使牙齒不脫、頭髮烏亮，還含有一種活性物質能抗腫瘤，防治骨癌、腸癌、食道癌。黑木耳中的多糖體就是一種抗癌成分，可抑制腫瘤，並有很好的免疫特性。另外每天泡發15克乾黑木耳做菜吃，有防治高血壓、高血脂、腦中風、冠心病和動脈硬化等作用。

⑤ 適當吃水果，讓自己更健康

水果不但營養豐富，且可幫助消化，水果中含有非常豐富的維生素，特別是新鮮水果，是維生素C的重要來源，其中以山楂、鮮棗、檸檬、柑橘等含量為多。紅黃色的水果如杏、柑橘、柿子、鳳梨等含有大量的胡蘿蔔素，經人體內酶的作用可產生維生素A。而我們都知道吃水果有益身體健康，但你知道嗎？若食用不當，也會有反效果！

水果中的營養素

1.果膠：水果肉質的硬軟程度，主要和細胞間的連接狀況及細胞壁的化學組成有關。原來，在果肉的細胞壁中存在著一種無法溶於水的原果膠，它像建築中用的石灰和水泥把磚塊膠起來一樣，可以讓細胞之間的連接更加緊密，這樣果實才會顯得比較脆硬，反之，當這種不溶性原果膠通過果膠酶水解為溶性纖維和果膠時，果肉細胞間的連接就會變得鬆弛，果實也就很綿軟了。

2.糖：水果的酸味是其所含有機酸的作用，水果的甜味則來源於它所含的糖分。水果吃到嘴裡，人所感覺到的酸、甜味道，主要與水果中酸、糖的種類比例及酸、糖的含量有關。

3.礦物質：水果中的礦物質對維持人體酸鹼平衡很有幫助。

4.有機酸：水果中含有多種有機酸（如蘋果酸、酒石酸、檸檬酸）、纖維素及果膠，它們不僅可幫助消化、增進食欲，一些果酸還能阻礙糖類轉化為脂肪，將多餘的膽固醇排出體外。

水果的保健作用

1.調節生理功能：水果是調節人體排泄、消化、吸收等生理功能的重要物質，它參與控制、保持機體的平衡機制，提高與維持機體的代償功能與免疫系統功能。

2.潤滑劑：水果在正常的人體活動中扮演「潤滑劑」的作用。

3.助消化：水果中含有的果膠和纖維素可刺激胃腸蠕動，幫助食物更好地消化，因此若是吃飯時攝入過量油膩食品，飯後吃一些水果，比一些可幫助消化藥物的效果還要好。

4.防病：水果具有養生、保健、治病、防病的功效。存在於水果中的酶、糖類、生物干擾素、激素等物質成分在人體正常的生命活

動中必不可少，其中所含的低分子糖，特別適合中年男性吸收，對抗癌、防病都有較好的效果，特別是鉀還是一種治療腦卒中的「良藥」。

5.抗疲勞：水果中含有的檸檬酸、蘋果酸，可消除和預防疲勞。

哪些水果不適合多吃？

1.西瓜：西瓜性味甘涼，凡心胸煩熱、暑熱口渴者，都可適量食用西瓜解暑清熱，但吃多了會對健康有很大的壞處。這是因為西瓜性寒，過多食用易造成腹滿腹脹、胃寒、腸胃消化力下降等不良症狀。另外，西瓜糖分的含量非常豐富，吃多了糖分的攝入量就會大大增加，多餘的糖類物質會在體內積存成脂肪，使體液變成酸性，對健康不利，且會使礦物質、蛋白質等攝入減少，導致營養失衡。

2.荔枝：它所含的單糖基本上屬於果糖，果糖被人體吸收後必須經過一系列酶的催化，才可變成葡萄糖供能或轉化成糖原貯存，被組織細胞氧化利用。若是一次食用荔枝過量，攝入過多果糖，很容易出現低血糖的症狀。因此，荔枝病是一種低血糖引起的急性疾病，經常在清晨發病，常以肢冷、出汗、輕瀉、腹痛、乏力等為前期症狀，其後突然昏迷、抽搐，嚴重時有生命危險。

3.山楂：山楂酸甜可口，有極佳的消食化積功效，但若是過量食用也會對身體產生很大壞處。山楂食用過多會傷人中氣，因為山楂含有豐富的果酸和維生素C等成分，從食物藥性來看，山楂味酸甘，古代醫學文獻記載：「山楂破氣，不宜多食；多食損齒，耗氣。」山楂是破氣去積滯之品，平素脾胃虛弱或正在服用人參等補氣藥的人最好不要食用，就算是正常人也要注意適量食用。

4.柿子：在水果中，柿子的甜味居首，若是將柿子製作成柿餅，

味道會更甜。柿子不僅有鮮美的味道，還有豐富的營養，但柿子也有很多不足之處，攝入過量會對身體造成很大危害。柿子中含有一定數量的單寧（鞣酸），其中柿皮中的含量最高，吃柿子時舌麻、口澀就是單寧收斂的緣故。單寧收斂效果很強，在胃內很容易和胃酸結合，從而凝固成塊，這種物質很難被身體消化吸收，因此，適量食用很重要，且食用時最好將皮剝去。

5.蘋果：蘋果營養豐富，味道酸甜鮮美，還可治療多種疾病，但若是過量食用也會給健康帶來危害，這是因為蘋果含有大量的鉀鹽和糖類，其中每100克蘋果含鉀100毫克，而僅含14毫克鈉，鈉與鉀比例過於懸殊，攝入過多不利於腎臟、心臟健康，特別對患有心肌梗死、冠心病、糖尿病、腎炎的病人，更是加重了腎臟和心臟的負擔，所以食用蘋果每天最好不要超過兩個。

6.香蕉：香蕉香糯可口，所以很多男性喜歡一次食用很多香蕉，其實過量食用香蕉對身體有很大的壞處。香蕉中含有較多的鉀、鎂等元素，這些礦物質元素雖然都是人體所需，但是一次食用過量，就會導致血液中鉀、鎂含量急劇增加，造成體內鈉、鉀、鎂、鈣等元素比例失調，極大地危害身體健康。此外，吃太多香蕉還會因胃酸分泌減少而引起情緒波動和胃腸功能紊亂，所以不可過量食用。

細節提示

中年男性若是出現頭部發暈，在條件許可的情況下應該及時臥床休息，上下床要緩慢進行，因為平衡系統的自我調節需要時間。頭暈不但需要注意自我休息，在飲食上還要多吃清淡，少吃油膩，少量多餐。

⑥ 多吃鹼性食物調整體質

人體血液的pH一般在7.35～7.45，屬弱鹼性，但現在大多數男性的pH在7.35以下，也就是酸性體質，與鹼性體質者相比，酸性體質者經常會感覺到記憶力衰退、身體疲乏、腰酸腿痛、注意力不集中，去醫院檢查也看不出什麼毛病，若是不處理，過一段時間就可能出現疾病。體液的pH值若是低於中性7，往往就會出現重大疾病，降到6.9以下就會成為植物人，若是低於6.8，人就會死亡。

酸性體質的特徵

人體內的酸素升高會導致身體出現質變，疾病自然就會出現。

1.容易引起便秘、潰瘍等。

2.身體出現困乏、肥胖、精神不振及疲倦。

3.智商和大腦皮層的酸鹼度有很大關係，大腦皮層若是呈鹼性智力就會越高，呈酸性智力往往就會更低。

4.胃酸過多，就會引起胃酸水、胃痛，嚴重者甚至會出現胃潰瘍。

5.體液的酸性較高會產生一種酸性物質，這種物質遊走到關節部位時會形成一種結晶，往往會造成關節痛風類疾病。

人體酸鹼性與運動

人們在劇烈運動後會感到全身肌肉、腰腿酸痛、饑渴難耐，有的還感到疲憊不堪，此時，有的人大口嚼巧克力，有的人端起可樂大飲特飲，有的大吃肉、魚、雞，但這些人卻不知道，這樣的飲食方式只會加重疲勞感和肌肉酸痛，原因在於這些都屬於酸性食物，會讓身體更加偏向酸性。

鹼性食物有哪些？

食物大致可分為鹼性和酸性兩類，從營養的角度看，鹼性食物和酸性食物合理搭配才可保證身體健康。食物的酸鹼性說明如下：

1.弱鹼性食品：蘋果、紅豆、豆腐、甘藍菜、青江菜、捲心菜、馬鈴薯、梨。

2.中鹼性食品：番茄、大豆、草莓、香蕉、蛋白、菠菜、檸檬等。

3.強鹼性食品：茶葉、葡萄、海帶、葡萄酒、柿子、柑橘類、胡蘿蔔、黃瓜。

4.弱酸性食品：花生、白米、海苔、啤酒、巧克力、章魚、蔥。

5.中酸性食品：培根、火腿、豬肉、雞肉、牛肉、鰻魚、小麥、麵包。

6.強酸性食品：乳酪、蛋黃、白糖、甜點、比目魚、鮪魚。

多數人對食物酸鹼性都不是很瞭解，覺得吃起來是酸味的就是酸性食物，其實食物的酸鹼性不能單單通過味覺來判斷。所謂食物的酸鹼性，指的是食物中的無機鹽屬於鹼性還是酸性，食物的酸鹼性取決於食物中所含礦物質的含量和種類多少的比率，鈉、鐵、鉀、鎂、鈣進入人體後呈現的是鹼性反應，硫、氯、磷進入人體後則呈現酸性。鹼性食物主要包括海藻類、水果、蔬菜類、發過芽的豆類、穀類、堅果類。

鹼性食品推薦

1.蔬菜類：絕多數蔬菜，特別是綠葉蔬菜都屬於鹼性食物，這些食物中含有大量的礦物質及維生素，可為身體增加養分，而纖維素可改善人體的消化功能，讓腸胃保持健康狀態，因此，它們非常適合用來中和體內大量的酸性食物，如澱粉類、肉類，還可提高人體的新陳

種做法並不合理，因為糖水屬於甜食，在體內很容易產生積滯，對消化吸收系統很不利。

螃蟹食用適量很重要，一頓吃一隻螃蟹已經很多，若是超過一隻就過量了。若是覺得胃寒，但又特別想吃螃蟹，可在食用時喝點紹興黃酒或者白酒，烹調時加入紫蘇、薑等佐料。

在烹飪河蟹時，乾淨衛生很重要，同時要將螃蟹完全煮熟才吃，最好高溫煮30分鐘。吃蟹時最好不要吃蟹胃、蟹鰓；另外，不要吃生蟹、醉蟹，生蟹雖然鮮美，但蟹體內不但有各種細菌、病毒，還可能寄生肺吸蟲囊蚴，僅靠浸泡在白酒、黃酒裡，根本沒辦法徹底消滅病菌。

吃螃蟹後若是出現腹脹，且伴有上吐下瀉的症狀，很可能是細菌已經把螃蟹污染了，應該及時去醫院就診。

兩類蟹應不吃或慎吃

生蟹。螃蟹生長在江河湖泊裡，又喜食水草、小生物及腐爛動物，螃蟹的胃腸道、鰓部和體表均沾滿了病毒、細菌等致病微生物，若醉吃、醃吃或生吃螃蟹，往往會感染一種叫做肺吸蟲病的慢性寄生蟲病，同時還會感染上某些病毒，表現出胃腸道充血、水腫及發炎等症狀。食用螃蟹前應先將臍、鰓、體表刷洗乾淨，並將螃蟹蒸煮，在水開了以後繼續煮半個小時，這樣才能有效消滅蟹肉的病菌。

死蟹。死蟹體內有很多乳酸，在弱酸條件下，細菌就會將其體內的氨基酸完全分解，產生大量組胺和類組胺。組胺是一種毒性很強的物質，而螃蟹死亡的時間越長，蟹體積累的組胺就越多，毒性也就越強，即使蟹煮熟了，依然會有很強的毒性，所以死蟹不能吃。

螃蟹的四個部位不能吃

蟹腸：裡面有螃蟹的排泄物。

蟹腮：螃蟹的呼吸器官，裡面很髒，打開蟹殼後第一個扔掉。

蟹心：也叫蟹六角板，長在蟹黃中，不好找，但它呈六角形，很顯眼。

蟹胃：躲在蟹黃裡的三角地帶，和蟹腸一樣，裡面會有排泄物。

細節提示

有些人一次買很多螃蟹，於是就一次將螃蟹煮熟，吃不完就儲存起來，殊不知，螃蟹即使煮熟了，若是長時間存放，依然會被細菌污染。所以你想吃多少就買多少，不要一次買太多，否則不但浪費且不利健康。

⑧ 高蛋白、低脂肪的美味魚肉

魚是一種適合進補的水產品，不但味道鮮美，還有極高的營養價值。同等品質的魚含有的蛋白質為豬肉的兩倍，並且屬於優質蛋白，人體很容易吸收利用。魚富含核黃素、硫胺素、維生素D、尼克酸和一定量的鐵、磷、鈣等礦物質；魚肉脂肪含量並不高，但就是這僅有的脂肪依然有防癌、護心和降糖的作用；魚肉中的磷、鈣、維生素D，對中年人的骨質疏鬆症也有很好的防治效果。

各種魚類的營養價值

鯉魚：有利尿消腫、健脾開胃、清熱解毒、止咳平喘等功能。

要改善身體和體質狀況，長期堅持喝湯必不可少，否則很難獲得效果。以下給中年男性推薦幾道滋補湯。

羊外腎湯

材料：豬脊髓1副，豬骨頭湯1碗，鮮羊外腎1對，胡椒末少許，花椒10粒， 蔥白2根，薑末5克，芫荽末3克，適量食鹽。

做法：先把羊外腎剖開，去除筋膜，洗淨切成薄片；再將熬好的骨頭濃湯，加入胡椒末、蔥白、花椒、薑末、食鹽一起放入鍋內，用文火燒沸，把切成3公分左右的豬脊髓投入，大約15分鐘後再加入羊外腎片，然後用武火煮上3分鐘，倒入碗內，撒上芫荽末即可。

服法：隨意服，吃肉、喝湯。

功效：補腎益精，適用於腎精不足之陽痿。

復元湯

材料：肉蓯蓉20克，淮山藥50克，核桃仁2個，菟絲子10克，羊脊骨1具，瘦羊肉500克，蔥白3根，白米100克，花椒、生薑、胡椒粉、料酒、食鹽、八角各適量。

做法：將羊脊骨剁成數節，洗淨；羊肉洗淨後汆去血水，再清洗一次，然後切成5公分左右的條塊；將肉蓯蓉、淮山藥、核桃仁、菟絲子用紗布袋裝好紮緊；蔥切段；生薑拍破。將食物及中藥同時放入砂鍋內，注入適量清水，武火燒沸，撈去浮沫；再放入料酒、花椒、八角，移文火繼續煮，一直到肉爛熟，出鍋裝碗，加食鹽、胡椒粉調味，即可食用。

服法：佐餐食。

功效：溫補腎陽，適用於腎精虧損、腎陽不足之陽痿早洩、腰膝無力、耳鳴眼花等症。

性疾病患者儘量不要吃魚，因為魚肉中所含的二十碳五烯酸，對血小板凝集有抑制效果，會加重身體出血。

2.痛風患者：魚類富含普林類物質，痛風就是因為身體內普林代謝出現紊亂所引起的疾病。

3.肝硬化病人：肝硬化病人血小板偏低，且身體難以產生凝血因數，很容易引起出血，若食用富含二十碳五烯酸的鮪魚、青魚、沙丁魚等，病情往往會急劇惡化。

4.結核病病人：服用異煙肼時若是攝入了某些魚類很容易引起過敏反應，輕者頭痛、噁心、眼結膜充血、皮膚潮紅等，重者會出現心悸、面部及口唇麻脹、腹瀉、皮疹、腹痛、血壓升高、呼吸困難，甚至發生腦出血和高血壓等危象。

細節提示

　　患有心臟病或者其他容易急性發作疾病的病人，每天適量攝入魚肉可降低此類疾病的危險。經常吃魚可將心臟病的突然發病率降到80%以下，且對冠心病有極佳的防治效果。魚中富含的脂肪酸可幫助心臟在急劇跳動的情況下舒緩過來，這樣即使出現了心臟病的急發症狀，也可降低其劇烈程度。

⑨ 升陽食譜

　　生活中的負擔、商場中的競爭、事業上的拼搏及不同的生理狀況，都給男性帶來很大的體力消耗和精神壓力，因此男性需要「補」。而藥補不如食補，最適合男性補益的食品就是湯，男性朋友

要改善身體和體質狀況，長期堅持喝湯必不可少，否則很難獲得效果。以下給中年男性推薦幾道滋補湯。

羊外腎湯

材料：豬脊髓1副，豬骨頭湯1碗，鮮羊外腎1對，胡椒末少許，花椒10粒，蔥白2根，薑末5克，芫荽末3克，適量食鹽。

做法：先把羊外腎剖開，去除筋膜，洗淨切成薄片；再將熬好的骨頭濃湯，加入胡椒末、蔥白、花椒、薑末、食鹽一起放入鍋內，用文火燒沸，把切成3公分左右的豬脊髓投入，大約15分鐘後再加入羊外腎片，然後用武火煮上3分鐘，倒入碗內，撒上芫荽末即可。

服法：隨意服，吃肉、喝湯。

功效：補腎益精，適用於腎精不足之陽痿。

復元湯

材料：肉蓯蓉20克，淮山藥50克，核桃仁2個，菟絲子10克，羊脊骨1具，瘦羊肉500克，蔥白3根，白米100克，花椒、生薑、胡椒粉、料酒、食鹽、八角各適量。

做法：將羊脊骨剁成數節，洗淨；羊肉洗淨後汆去血水，再清洗一次，然後切成5公分左右的條塊；將肉蓯蓉、淮山藥、核桃仁、菟絲子用紗布袋裝好紮緊；蔥切段；生薑拍破。將食物及中藥同時放入砂鍋內，注入適量清水，武火燒沸，撈去浮沫；再放入料酒、花椒、八角，移文火繼續煮，一直到肉爛熟，出鍋裝碗，加食鹽、胡椒粉調味，即可食用。

服法：佐餐食。

功效：溫補腎陽，適用於腎精虧損、腎陽不足之陽痿早洩、腰膝無力、耳鳴眼花等症。

使意志力大為減弱，會使戒煙者再次吸煙。

所以，為了成功將煙癮戒除，戒煙者要避免一切興奮劑和鎮靜劑，可飲用果汁、牛奶、穀類等飲料來代替酒和咖啡。

戒煙的一些注意事項

1.沒弄明白自己吸煙的真正原因。每個吸煙者都有其吸煙的原因，有的為了追求時髦，有的為了減輕壓力，有的出於社交需要。你若是明白自己喜歡吸煙的原因，就能找到其他方式來代替吸煙。

2.對戒煙不作充分的準備，心血來潮般地想到戒煙就開始，這種方式其實相當輕敵，如果抱著這樣的想法來戒煙，基本上都會失敗。要明白戒煙就像一場戰爭，想打贏這場戰爭並不容易，所以首先要做好充分的準備，然後瞭解一切有用的戒煙方法和知識，制訂詳細的戒煙計畫和策略。戒煙方法不止一種，可以向其他成功者討教經驗，同時找到適合自己的方法。

3.「我就吸這一支」。很多戒煙計畫就是因為這個原因失敗，對大多數男性而言，即使已經戒煙好幾周，依然不能說自己戒煙成功了，因為這時候你只要吸入一口煙，之前的所有努力就可能全部白費。這種「我就吸這一支」的可怕想法，在無所事事和情緒低落時很容易出現，所以想要戒煙的中年男性一定要讓自己忙碌起來，不要再給自己吸煙的機會。

4.有些戒菸者害怕戒煙失敗被其他人取笑，只是暗暗下決心戒煙，不敢公開宣告自己要戒煙，這樣孤軍奮戰往往很難成功。因此，戒煙時應大膽地爭取朋友、同事、家人的幫助，並提醒周圍的人，你戒煙是為了大家的利益和健康，希望得到他們的支持和鼓勵。必須將你戒煙的消息傳出去，這樣，客戶、同事就會體諒你，也就不會再向你遞

煙，同時就避免了很多尷尬。

細節提示

　　戒煙的根本是讓身體恢復平衡，讓人體血清素的數量恢復正常，這樣即使不吸煙，體內的血清素也不會缺乏，自然就可將香煙戒除。因此，最好的戒煙方式就是選用提升血清素的替代品，讓身體恢復到正常的水準，豆腐乾、茶葉蛋、燕麥和花生富含色氨酸，產生血清素的基礎物質就包括色氨酸，因此每當自己想吸煙時可多吃以上食物。

⑪ 冬令進補，科學合理很重要

　　冬季作為進補的最佳時節，很多男性覺得只要具有較高營養價值的東西，不論藥膳、食品，還是營養品都可進補，而且越多越好，其實這是錯誤的。冬季雖然是進補的最佳時機，但必須注意，進補不一定非要吃營養價值多高的食物。一些看似平凡的食物，往往就能有意想不到的好處。

🍴 冬季進補食譜

麻條山藥

　　材料：熟芝麻粉30克，鮮山藥250克，白糖、植物油各適量。

　　做法：山藥洗淨去皮，切成4公分長的段，再切成1公分寬的條；炒鍋上中火，放油燒到五成熱，放入山藥條炸透，倒入漏勺；鍋底留少許油，加入白糖燒開，炒成液狀可拔出絲時放入山藥，顛翻掛勻糖

汁，撒上芝麻粉，裝在抹油的盤中即可。

功效：甜脆酥香，健脾固精。

紅辣油拌腐竹

材料：紅辣油10克，腐竹200克，白糖、醬油、精鹽各適量。

做法：先將腐竹放入盆中，加入熱水浸泡幾小時，發好後取出切成薄片，放入開水鍋中焯一下，撈出瀝乾水放入盤中，再放精鹽、醬油、白糖、味精及炸紅的辣椒油拌食。

功效：甜中帶辣，溫中散寒，健脾養胃。

枸杞炒肉絲

材料：枸杞子100克，豬里脊肉250克，鹽3克，味精2克，鮮湯50克，黃酒5克，蛋清10克，太白粉水10克，胡椒粉2克，植物油250克，生薑末、蔥花各適量。

做法：豬肉切絲，加太白粉水、雞蛋液、黃酒上漿；枸杞子用溫水泡透；將所有調料調兌成汁芡。涼油滑鍋，炒鍋上火，燒至四成熱，倒入肉絲滑熟，盛出瀝油，鍋底留少許油，下生薑末、蔥花炒香，倒入枸杞子及肉絲，加入芡汁炒，起鍋裝盤即可。

功效：益腎助陽，滋肝明目，延年益壽，補虛養血。

松子猴頭菇

材料：松子仁50克，紅椒15克，鮮猴頭菇250克，青椒25克，雞蛋1個，植物油250克，味精、精鹽、鮮湯、黃酒、太白粉各適量。

做法：猴頭菇洗淨，去根，入沸水鍋中焯透取出，置冷水中過涼，撈出瀝乾，切成粗粒，放到碗裡，加太白粉、雞蛋清抓勻。紅椒、青椒粒煸炒片刻，倒入猴頭菇粒、松子仁，加油燒熱，加黃酒、味精、精鹽燒沸，用太白粉水勾芡即可。

功效：養胃溫中，滋陰潤腸。

冬季進補的幾個小禁忌

1.戒惟補藥而補：想要身體健康，只吃補藥絕對不行，還應該注意適量運動、避邪就靜、多用大腦（做腦操）、飲食調整等，這樣才能達到真正養生的目的。

2.戒亂進補：首先應該瞭解自己屬於何種體質，該不該補，屬於何腑何臟有虛。一般而言，中年人以補益脾胃為主，但具體到個人，又有血虛、氣虛、陽虛、陰虛、氣血陰陽共虛等不同，這些都必須仔細分析，最好在醫生的幫助下加以判斷。只有做到這些，最終才能做到科學進補。

3.補而戒膩：對於脾胃消化不良、身體狀態不太好者，第一步就是讓腸胃功能恢復正常，否則你服用再多的補藥也沒有用，冬令進補過於滋膩厚味不可取，容易消化的食物最佳。

4.補而戒偏：陰與陽、氣與血雖是互相對立，卻互為生長。冬令進補時應該注意兼顧陰陽氣血，不能一味偏補，因為過偏反而會引起其他疾病。

5.戒以貴賤論效果：不論是藥補還是食補，藥材食材並非越貴越好，也許一些便宜的東西也有很好的效果。

6.外感戒補：在患有咳嗽、感冒等外感病症時儘量不要進補，否則會對身體造成很大的負面影響。

細節提示

　　冬季的寒冷會對人體的營養代謝造成影響，每種營養素的消耗都會有不同幅度的增加。中年男性身體狀況大不如前，往往缺乏鈣、鉀、鐵、鈉等元素，且冬季尿量增加，身體無機鹽的排

出量也會增加，應該多吃些含鐵、鈣、鉀、鈉豐富的食物，如蝦皮、蝦米、香蕉、豬肝、芝麻醬等。

⑫ 想要身體壯，食物是關鍵

　　男性比女性要強壯很多，男性的肌肉很發達，因此對能量的消耗也更多，但男性身體對膽固醇的代謝作用往往受到其他因素的破壞，所以男性更容易患上缺血性心臟病、高血壓、心肌梗死、腦卒中等疾病。食物不僅僅為我們提供能量，更是幫助我們健康、強壯體魄的「良藥」。以下是男性日常飲食中的九大營養要素。

　　1.纖維素：植物纖維素可使腸道的蠕動速度加快，使膽固醇和某些膽鹽的含量大大降低，還可減少血液中的脂酸和葡萄糖，並有很好的降壓效果，且能對某些致癌物質起消滅作用，避免患直腸癌。若是攝入了植物纖維含量豐富的食物一般會有飽腹感，不必擔心熱量積存過剩，所以此類食物有較好的減肥功效。建議男性每次用餐時食用18～20克植物纖維，富含植物纖維的食物主要有全麥麵包、芹菜、麥麩、馬鈴薯、捲心菜、蘋果、胡蘿蔔、花菜、萵苣等。

　　2.鉻：對膽固醇的代謝有很好的促進作用，可增強機體的耐力，另外，在適當的身體條件下它還可幫助身體生成肌肉，避免脂肪過多出現。中年男性每天攝入的鉻含量不可少於50微克，若是男性的活動量較大，每天應該攝入100～200微克的鉻，這種劑量的鉻一般很難從食物中獲取，因此可適量服用含鉻的藥物製劑，如複合礦物質和維生素。

　　3.維生素A：可幫助人體提高免疫力，對癌症也有很好的預防效果。中年男性維生素A的攝入量每天不可少於1000毫克，但若食用過量

也會對身體造成危害，因此一定要注意攝入量。富含維生素A的食物有動物肝臟、魚類、乳製品、胡蘿蔔、番茄、香瓜、杏等。

4.鎂：有助降低血壓，調節心臟活動，提高男性的生育能力，預防心臟病。中年男性每天早餐應吃一根香蕉和2碗牛奶燕麥粥。含鎂較多的食物有烤馬鈴薯、大豆、燕麥粥、核桃仁、海產品和通心粉。

5.維生素C：可大幅提高人體的免疫力，預防心臟病、癌症、白內障、腦卒中、保護牙齦和牙齒，抗哮喘，助傷口癒合，對男性不育症也有很好的治療效果；另外，堅持服用維生素C對衰老也有很好的延遲效果。富含維生素C的食物有青辣椒、番茄、花菜、葡萄汁、柳丁。每天每人維生素C的攝入量在200～300毫克，最低不能低於60毫克，一般來說，半杯新鮮的橙汁就可達到每天最低的需要量，多喝橙汁對感冒也有很好的預防效果，吸煙的人更應該多補充維生素C。

6.維生素B$_6$：可提高人體對疾病的免疫能力，還對腎結石、皮膚癌有很好的預防效果。中年男性每天維生素B$_6$的攝入量不可少於2毫克，大概是兩根香蕉的含量。含維生素B$_6$較多的食物有動物肝臟、雞肉、葵花子、馬鈴薯、香蕉等。

7.水：人體任何組織和細胞都離不開水，成年人身體的65％都是水，皮膚、大腦、肝含70％的水，血液則含水80％，骨骼為45％。男性想要身體健康，不可缺少足量的水分，因為肌肉中的水是脂肪中的水分的3倍以上。一般男性每天至少飲用8杯水，若是運動量大，喝水就應該更多。

8.維生素E：主要作用是預防白內障，消除身體內的垃圾，降低膽固醇。花生中富含維生素E，但人體很難將這些食物中的維生素E完全吸收，所以男性們很有必要每天服用10微克維生素E藥劑。

9.鋅：可治療陽痿，保證男性的性功能，此外，它還可大幅提高

男性對疾病的抵抗能力。男性每天應該服用15微克的鋅，若是運動量不多，可只服用該劑量的2/3，但每天鋅的用量絕對不可超過15微克，因為服用過量會對身體內其他礦物質的作用造成影響。瘦肉、大豆、海產品、火雞肉中的含鋅量較高，可適量食用。

⑬ 聰明飲食解決便秘困擾

便秘不是病，而是某些疾病的症狀。對不同的病人而言，便秘有不同的意義。便秘最常見的症狀是排便次數明顯降低，經常兩三天排便一次或者更長時間，無規律，糞質乾硬，排便困難。中年男性工作壓力大，生活無規律，飲食不節制，這樣很容易出現便秘，讓很多人煩惱不已。

🍴 治療便秘的食譜

芝麻粥

材料：白米100克，黑芝麻適量。

做法：黑芝麻洗淨晾乾、炒熟研碎，每次取30克，和100克白米同煮成粥即可。

功效：經常食用效果明顯。

蜂蜜甘蔗汁

材料：甘蔗汁、蜂蜜各1杯。

做法：將甘蔗汁和蜂蜜混合拌勻，每日早晚空腹飲用。

功效：對熱秘效果明顯。

芝麻核桃粉

材料：核桃仁、黑芝麻各等份，蜂蜜適量。

做法：將核桃仁和黑芝麻炒熟，研成細末，置於瓶內。每天1次，每次30克，加適量蜂蜜，用溫水調服。

功效：對陽虛便秘有很好的效果。

首烏紅棗粥

材料：紅棗10枚，何首烏30克，白米60克，冰糖適量。

做法：先將何首烏水煎取汁，再與白米、紅棗共煮成粥，加入少許冰糖，溶化後服食。

功效：對血虛便燥有較好的治療效果。

黃芪筍魚湯

材料：黨參15～30克、黃芪10～20克、玉竹15～30克、黑芝麻12～24克（布裹）、筍殼魚100～150克、陳皮5克。

做法：將上述藥物混合煲湯。

功效：適用於津液不足、氣虛便燥之便秘。

雪耳大棗湯

材料：大棗15枚，雪耳10克，冰糖適量。

做法：所有材料隔水燉1小時左右服食。

功效：適用於頭暈心悸、便結難解、面色黃蒼白者。

利用中藥調理便秘

1.芍甘湯加味：將枳實15克、生甘草20克、生白芍30克加水2碗煎成大半碗，每天1劑，分2次服用，此湯對便秘有極佳的治療效果。

2.白朮：將生白朮粉碎成極細末，每天3次，每次服用10克，此方對虛性便秘療效極好，一般用藥3～5天，大便就可恢復正常，大便正

常時就可停止服用，若是想要預防便秘，每星期服用2天即可。

3.車前子：將車前子30克加水煎煮成150毫升，每天三次，飯前服用，一般一個月左右就可完全治癒，此方不但對便秘有極佳的療效，且可降血壓，尤其對便秘兼高血壓患者效果奇佳；另外，對因糖尿病而便秘的病症療效也很好。

4.連翹：將連翹15～30克煎沸當茶飲，每天一次，持續服用2個星期一般就能見效，此方特別適用於外傷後（截癱、腰椎骨折、顱腦損傷）便秘、手術後便秘、習慣性便秘、高血壓便秘、癌症便秘及腦血管病便秘等。

細節提示

　　緩解便秘飲食固然重要，但是多運動與保持良好心情也很重要。多運動可促進腸道蠕動，加速糞便排出，好心情可間接加速人體的新陳代謝，這些都可防治便秘。

第五章

預防疾病，
需要健康的生活方式

　　社會不斷前進，人們的生活水準也在穩步提升，但由於一些中年男性沒有對自己的生活方式加以重視，生活水準提高了，反而使疾病出現的機率也提高了。一些富貴病如高血壓、高血脂、高血糖、高膽固醇、脂肪肝、糖尿病等相繼出現，這些疾病主要來源於生活方式，只有通過健康的生活方式才能消除。

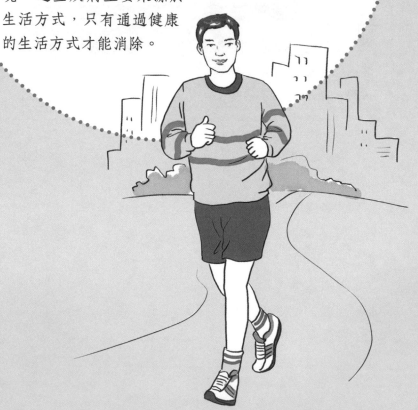

① 科學飲食有助降血脂

　　血脂的主要來源就是膽固醇和甘油三酯，這兩者身體都很需要。前者強化細胞結構，後者提供細胞能量，若是其中一個在體內的濃度較高，麻煩就會隨之而來。攝入過多含膽固醇的食物很危險，因為這會提高血液中甘油三酯及膽固醇的含量，這類物質就會變成塊狀阻塞動脈，妨礙血流至四肢、腦部、心臟、生殖器官、腎臟等處。高膽固醇往往會引起心臟疾病，因為膽固醇會在動脈中大量沉積下來，並將動脈堵塞住，使心臟及腦血管供血不足。高膽固醇也涉及陽痿、膽結石、高血壓、心理障礙等問題，甚至癌症及結腸息肉和高膽固醇都有很大關係。

怎麼降血脂？

　　1.補充必需脂肪酸：必需脂肪酸人體無法自行生成，必須通過食物提供的脂肪酸，對健康有很大的作用，杏仁果及其他核果（不包含花生）、紅鮭魚、橄欖油、鮪魚、鯖魚及大西洋鯖等食物中都富含必需脂肪酸，脂肪含量很少，且含有維持心臟器官正常運轉所需的營養。

　　2.減少脂肪攝取量：人體低密度脂蛋白、高密度甘油三酯和脂蛋白的含量深受飲食的影響，素食者體內的低密度脂蛋白含量較少，而多運動、多攝取維生素B_3（煙鹼素）及維生素C 都可使高密度脂蛋白含量提升。飲食中應儘量少攝入脂肪，每日熱量來源中脂肪必須控制在30%以內，飽和脂肪酸要控制在10%以下。

　　3.攝取多糖（澱粉）食物：以多糖食物為主食的人，一般不會出現脂肪過量的情況，這些食物包括麵、米食及其他穀類。在烹調時，避免因為想要美味而加入過多的脂肪，否則會取得相反效果。

　　4.多攝取纖維素：水溶性食物纖維可使血膽固醇含量大大降低，

這類纖維多見於豆類、大麥、水果、糙米、葡萄糖甘露醇、糙米糠及燕麥麩中。而纖維會大量吸收食物中的礦物質，所以需要額外補充礦物質，但不可和纖維同時食用。

5.減少單糖的攝取量：糖果及其他甜食會導致體內甘油三酯的含量大大上升，所以應避免食用低纖維的單糖食品。

下列食物也是降低血膽固醇很好的選擇：啤酒酵母、杏仁果、生羊奶及生羊奶產品、穀類、生菜、芝麻、雞肉等，洋蔥、大蒜及卵磷脂則是很好的飲食添加品。

🍴 科學健康的家庭藥膳

素什錦

綠花椰、青江菜、玉米筍、胡蘿蔔、薑汁、香菇、精鹽、料酒、雞湯、味精、太白粉、植物油各適量。將玉米筍切短節，綠花椰切球狀，青江菜從中間切開，胡蘿蔔去皮切長片，香菇水發切片。接著將上述所有蔬菜置於添加了幾滴明油的沸水中焯片刻，出鍋，用涼開水過涼，置盤中。鍋燒熱，放料酒、雞湯、味精、精鹽、薑汁燒沸，加太白粉水勾芡，淋在盤上即可，佐餐服用。此菜富含維生素和食物纖維，常食可降低膽固醇和血脂，有防病保健的效果。

銀耳山楂羹

山楂片或山楂糕40克，銀耳20克，白糖1匙。將銀耳沖洗後置冷水中浸發一天，然後摘洗乾淨，置砂鍋內，並加入泡銀耳的水；山楂糕切小方塊，和白糖一起放入銀耳鍋內，燉30分鐘，等到銀耳爛熟，汁稠成羹離火，作點心服用，也可睡前服用，每日1～2次，每次1小碗，2日食完。可強心補血，滋陰養胃，降血脂，潤肺降壓，適用於高血壓、心血管疾病。

細節提示

　　欲降低血脂，不但需降低動物食品的攝入量，還要注意少飲酒、少食用糖類食品，並儘量保持心情舒暢，因為情緒過於緊張，體內膽固醇含量也會大量增加，從而導致血脂水準升高。

② 五色食物降低膽固醇

　　適量的膽固醇對身體固然很重要，但若是過高就會對身體產生不利影響，因此在日常飲食中，必須注意膽固醇的攝入量。膽固醇一旦升高，很難通過藥物使其降低，但其實降低膽固醇並不難，只要在日常飲食中加以注意，完全可將體內膽固醇的含量控制在健康合理的水準。

膽固醇升高的主要因素

　　1.膳食因素：愛吃肉和油膩食物的人，膽固醇往往較正常值為高。

　　2.遺傳因素：據統計，每500人就有一個是因為遺傳因素而患上高膽固醇血症，他們很容易出現冠心病。

　　3.體力活動：不愛勞動、不愛運動的人膽固醇水準會增高。

　　4.體重：調查顯示，肥胖或超重的人膽固醇水準往往比較高。

　　5.精神壓力：長期精神壓力過高也會導致血膽固醇含量增高，另一方面，一些男性喜歡通過攝入高脂肪食物來對付壓力，這也是血膽固醇升高的主要原因。

　　6.飲酒：過度飲酒會損害心肌和肝臟，也會使膽固醇和高血壓及甘油三酯水準大幅升高。

五色食物降膽固醇

通過飲食降低體內膽固醇的含量，需要注意葷素搭配，要多吃蔬菜，不吃或少吃肥肉、動物內臟，瘦肉可適量攝入。具體來說，降膽固醇食材可分為黃、紅、黑、綠、白五種健康色。

黃色：紅薯、胡蘿蔔、玉米油、南瓜等。

紅色：紅酒、辣椒、番茄等，每日適當進食對動脈粥樣硬化有預防效果。

黑色：黑木耳、黑米、魚、海帶等。

綠色：菠菜、嫩筍、綠茶、捲心菜、梨等，這些食物脂肪含量也不高。

白色：米飯、燕麥片、白蘿蔔、優酪乳、牛奶等，研究證明，每天攝入50克燕麥片可降低血液中甘油三酯和膽固醇的含量。

高膽固醇不宜食用的食物

1.動物內臟：如豬肝、豬腎、豬腸、豬脾、豬肺（羊、牛、魚、雞等動物內臟亦同）含有較多膽固醇，每100克內臟一般就含有200～400毫克膽固醇，因此，盡量少吃動物內臟，若想吃動物內臟，每個月最好控制在兩次以內。

2.豬腦、羊腦（其他動物腦也類似）：含膽固醇特別多，可稱得上是冠軍，每100克豬腦含有膽固醇2571毫克（牛腦是2447毫克，羊腦是2004毫克），因此在日常生活中盡量避免食用。

3.貝殼類：如赤貝、鮮貝、扇貝、牡蠣、螺類、蛤蜊、鮑魚等都富含膽固醇，每100克一般含有100～200毫克膽固醇，飲食中要注意節制。

4.雞蛋黃（其他蛋類如鵪鶉蛋、鵝蛋、鴨蛋等亦同）：膽固醇一般都集中在蛋黃中，一個雞蛋（以50克計）膽固醇含量有292.5毫克，

普通成年人每天雞蛋的攝入量控制在1個以內，若是體內膽固醇已經很多，那麼一個星期攝入雞蛋的數量不要超過2個。

其他如黃油、奶油、牛油、豬油、羊油等動物油脂中膽固醇的含量也比較多，且這些油脂中的飽和脂肪酸還會促進身體產生更多的膽固醇，因此要避免攝入過多的動物油脂。

細節提示

減少含膽固醇食物的攝入量只是降低膽固醇的方法之一，運動也是消除體內多餘膽固醇的良方，適量運動可加速身體的新陳代謝，使多餘的膽固醇排出體外。

③ 消除脂肪肝需要飲食、運動一把抓

脂肪肝指的是因為各類因素造成肝細胞內脂肪堆積過多的病變，脂肪性肝病對中年男性有很大的威脅，已經成為僅次於病毒性肝炎的第二大肝病，並且可能發展成為肝硬化或者肝癌。不過脂肪肝若是發現及時，完全可以治癒。

正常情況下肝臟中脂肪的含量都在5％以內，若是脂肪達到了一定的數量就會成為脂肪肝。脂肪肝常見的臨床症狀有噁心、食欲缺乏、食後上腹飽脹、乏力，有的體重增加或減輕，肝區疼痛，有些病人會有肝臟輕度腫大。

脂肪肝的營養治療原則

1.蛋白質：脂肪肝患者每天蛋白質的攝入量應控制在90克左右。

2.食鹽：脂肪肝患者應將食鹽控制在每日6克以內。

3.控制總熱量：輕度脂肪肝患者每天每公斤供給30千卡的熱量，情況較為嚴重的患者每天每公斤體重17～25千卡熱量，這樣可逐漸降低體重，對肝功能的恢復治療很有好處。

4.碳水化合物：脂肪肝患者要堅持低碳水化合物飲食，禁食果糖、蔗糖等，每日供給的碳水化合物最好控制在300克左右。

5.脂肪：每天脂肪的供給不要超過50克，來源最好是含不飽和脂肪酸的植物油。

6.禁飲酒及含酒精的飲料。

脂肪肝患者宜多吃的食物

1.甘薯：能中和體內因食用蛋類和肉食過多而產生的酸，這樣人體就可保持酸鹼平衡。甘薯中富含纖維素，可將胃腸中較多的水分完全吸收，潤滑消化道，有通便效果，並可將腸道內過多的毒素、糖、脂肪排出體外，有極佳的降脂效果。

2.玉米：含豐富的硒、鈣、維生素E、卵磷脂等，有降低血清膽固醇的效果。

3.燕麥：富含皂苷素和亞油酸，可降低甘油三酯、血清膽固醇。

4.大蒜：含硫化物的混合物，可使體內脂肪大幅減少，讓肝臟逐漸恢復原樣。

5.海帶：含豐富的牛磺酸，可降低肝臟中膽固醇及脂肪含量；含有食物纖維褐藻酸，可避免身體過量吸收膽固醇，促進其排泄。

6.牛奶：因含有較多的鈣質，對人體內膽固醇合成酶的活性有抑制效果，可使人體對脂肪的吸收大大降低。

脂肪肝患者的養護原則

1.適當運動：養成每日運動的習慣，可根據自己的體能選擇適合的運動項目，如羽毛球、桌球、慢跑等。應堅持循序漸進的原則，使體內脂肪的消耗加快。

2.合理膳食：一日三餐合理調配很重要，營養搭配應該科學、合理且平衡，並注意粗細糧搭配，這樣可有效清除體內多餘脂肪。

3.心情開朗：少氣惱，不暴怒，勞逸結合的生活也很重要。

4.慎用藥物：肝臟可說是人體的化工廠，不管什麼藥物都必須經過肝臟的分解與解毒，因此平時生病若不是很嚴重，儘量少吃藥，若是必須吃藥，應該將藥物的成分弄清楚，看其對肝臟有無損害。

🍴 脂肪肝病人的食療方

赤小豆鯉魚湯

玫瑰花6克，鯉魚1條（約500克），赤小豆150克。將鯉魚宰殺洗淨，和其他兩類食材一起加適量水共煮至爛熟，去花調味，分2～3次服食。

何首烏粥

大棗2枚，白米50克，何首烏20克。將何首烏洗淨曬乾，磨碎備用，將紅棗、白米加600毫升清水，置鍋中煮成稀粥，兌入何首烏末攪勻，小火煮沸，一天兩次，空腹服用。

菠菜蛋湯

雞蛋2個，菠菜200克。菠菜洗淨，入鍋內煸炒，加適量水，煮沸後，加入雞蛋，加味精、鹽調味，佐餐服用。

靈芝河蚌煮冰糖

冰糖60克，蚌肉250克，靈芝20克。去河蚌殼取肉，用清水洗淨待

用；將靈芝置砂鍋內加水煎煮1個小時，取濃汁加入蚌肉再煮，加入適量冰糖，等冰糖溶化即可飲湯吃肉。

細節提示

脂肪肝的治療僅依靠藥物不但費錢，對身體也有很大的壞處。運動療法很重要，閒暇時可多做有氧運動，這對肝臟的養護很有好處。運動療法既隨意、經濟，又安全、科學，但運動不能過頭、不能盲目，否則很可能會動而無效。

④ 糖尿病，控制、預防是重點

糖尿病是一種常見的代謝內分泌病，也是一種典型的慢性疾病。糖尿病早期症狀一般並不明顯，或者較輕。無症狀或者症狀較輕時可通過運動和飲食治療，這樣就能有效控制病情，減少和防止慢性併發症。而控制較差、病程較長的糖尿病病人常伴有各種併發症，如眼底神經病變、腎臟病變等慢性併發症，心、腦等的病變及動脈粥樣硬化和高血壓與糖尿病也有很大的關係。

糖尿病患者的飲食原則

1.定量定時，每餐飲食應制定計畫，並堅決執行。

2.防止肥胖，將體重維持在合理的水準。

3.烹調多採用涼拌、水煮、清蒸、烤、涮、鹵、燉、燒等方式。

4.少吃油炸、煎、油酥及鴨皮、雞皮、豬皮等油脂含量高的食物。

5.燒菜時儘量使用植物性油脂。

6.飲食不可太鹹，富含膽固醇的食物最好少吃，如腎、肝、腰花等動物內臟。

7.富含纖維質的食物最好多吃，如未加工的蔬果等。

8.配合長期且適當的飲食、藥物、運動控制。

9.多食用苦瓜茶或苦瓜，苦瓜降糖無任何副作用、很安全，糖尿病控制和預防要比治療簡單得多。

10.各式點心及含澱粉高的食物應按計劃分量食用，不可隨意吃，避免攝入過量。

11.少吃精製糖類的食物，如蜜餞、煉乳。

糖尿病患者的運動療法

糖尿病患者應選擇一些衝擊力不太高的有氧運動，散步就是一項有效、簡單且適合中年男性的運動項目。以一位體重70公斤的中年男性來說，散步一個小時就可消耗250千卡的熱量。散步可和其他類型的運動搭配進行，以增添效果和情趣。除散步外，還可利用日常生活中的其他機會運動，如下樓時少乘電梯，儘量步行；外出時可提前一兩站下車步行；看電視時可一面甩手一面看。其他較適合的溫和運動還有氣功、柔軟體操、太極拳等。

低糖低熱量食譜

燴酸菠菜

菠菜250克，醋5克，醬油5克，香油5克，鹽4克，太白粉10克，味精1克。菠菜洗淨，切成寸段；鍋內加入高湯煮開，加入菠菜、味精和鹽，並將太白粉用醋、醬油調勻放入湯中，開鍋即熟，進食前淋上香油。

素炒蘿蔔

蘿蔔200克，植物油9克，青蒜、香菜各10克，鹽5克，醬油10克，薑、蔥各2克。蘿蔔洗淨，切成滾刀塊；油鍋燒熱後加入蘿蔔煸炒幾下，加入各類佐料，加溫水少許，蓋上鍋蓋燒熱，起鍋時撒上青蒜和香菜。

素燒冬瓜

香菜5克，鹽5克，植物油9克。將香菜洗淨切成小段，冬瓜去皮切成長方塊；油鍋燒熱後加入冬瓜煸炒，半熟時稍加水，蓋上鍋蓋燒開，加鹽和香菜即可。

牛肉丸子汆冬瓜

冬瓜250克，牛肉末100克，鹽、香油、醬油各5克，薑、蔥少許。牛肉末用醬油、薑、蔥調勻，水煮開，將牛肉末擠成丸子置於鍋內，隨即放鹽和冬瓜，煮至熟透，澆上香油即可。

蝦仁炒青江菜

青江菜200克，蝦仁50克，醬油、鹽和太白粉各5克，植物油9克，料酒3克，薑、蔥少許。蝦仁洗淨，用太白粉、醬油和料酒拌勻，青江菜洗淨，切成寸段，油燒熱後先放入蝦仁煸炒幾下盛出，青江菜下鍋炒至半熟，倒入蝦仁，加入其他佐料，旺火快炒幾下即可起鍋。

細節提示

糖尿病病人不宜吃精糧、蟹黃、動物內臟、雞皮、魚卵、豬皮、瓜子、花生、松子、核桃、甘蔗、芋頭、馬鈴薯、藕、甘薯、荸薺、澱粉等，烹飪方式最好是涼拌、水煮、清燉等，不可太鹹，食鹽攝入量應控制在每日6克以內；忌辛辣，忌鹹食，限酒戒煙。

⑤ 消化系統疾病要從飲食上調理

　　消化道是由食道、口腔、小腸、胃、肛門、大腸組成的管道，消化腺則包括胃腺、唾液腺、腸腺、胰腺、肝臟、膽囊，消化腺和消化道組成了消化系統。想要預防消化系統疾病，就要調理消化腺和消化道。

　　多數男性喜歡吃精加工的糧食、肉類，還喜歡吃宵夜，其實晚飯吃得太晚或經常吃宵夜會使腸胃的負擔加重，時間一長可能就會出現食道疾病或者胃部疾病。

食道疾病的營養調理

食道炎飲食調養

　　初期營養治療：用鹼性食品（番茄、苜蓿、胡蘿蔔、南瓜、黃瓜等）榨汁喝，喝菜汁3天，並停止吃一切酸性食物，包括水果、糧食。

　　癒合期營養治療：可少量進食，不過應循序漸進，慢慢增加食物的供應量。

　　食物選擇：全麥麵粉、糙米粉，蔬菜如馬鈴薯、番茄、南瓜等。

食道癌營養調養

　　手術後不食用刺激性食物和黴變食物及酸性食物，並供應充足的營養，儘量少吃碳水化合物，改喝蔬菜汁、小麥草汁，每天保證2000毫升，黃豆漿每天保證500毫升，這樣可幫助身體更快恢復。

　　剛做完手術，一般在一段時間內進食會比較困難，這時可多攝入一些流質食物，一直到能夠正常進食為止。手術後若是可進食，應該堅持少量多餐的原則，並在三餐之間加兩餐果蔬汁，每次500毫升。

養生之道，養胃最重要

　　治療胃病主要是「七分養，三分治」，可見養胃是很重要的。那麼養胃護胃有哪些竅門呢？

　　1.保持精神愉快：精神因素和胃部健康有很大的關係。過度的精神刺激，如長期恐懼、緊張、憂鬱、悲傷等都會引起大腦皮層的功能失調，導致迷走神經功能出現紊亂，使胃壁血管出現痙攣性收縮，進而誘發胃潰瘍、胃炎。因此，平時要保持性格開朗、精神愉快，同時應該學會自我減壓。

　　2.飲食有規律：很多男性在飲食上往往無法做好控制，遇到喜歡吃的猛吃，若是食物不合口味，寧願餓肚子也不願意動一動筷子，這樣往往會導致胃的蠕動功能紊亂，進而使胃壁內的神經叢功能亢進，使胃液的分泌量增加，時間一長就會出現胃潰瘍或胃炎。所以，飲食定時定量很重要，暴飲暴食不可取。

　　3.注意飲食衛生：吃飯時注意細嚼慢嚥，讓食物在口腔內得到充分的磨切，和唾液充分混合，這樣就可減輕腸胃的負擔，食物就更容易消化。此外，刺激性食品儘量少吃，更不能吸煙和飲酒，煙酒對胃有很大的傷害。煙草中的尼古丁會刺激胃部，導致胃內容物排出的時間延遲，使胃酸的分泌量增加，造成胃潰瘍、胃炎病情加重。飲酒，尤其是空腹飲酒會極大地傷害胃部，對胃黏膜的刺激作用極為明顯，胃部受刺激後會出現較強的擴張、收縮等運動，極易造成胃穿孔或胃出血，甚至危及生命。

🍴 養胃護胃食譜

桂圓松子仁湯

　　材料：松子仁20克，桂圓40克，白糖適量。

　　做法：松子仁洗淨，桂圓去殼後洗淨，兩者一起放入鍋中，加適

量水，用中火燒開，再用文火煮10分鐘，加白糖，拌勻後關火即可。

功效：桂圓肉能益心補氣、養血安神、補脾益胃，松子仁能潤肺、息風、滋陰，兩者共食有滋補養胃的功效。

板栗燉母雞

材料：母雞1隻約1公斤，板栗500克，薑3片，料酒3匙，水1500毫升，適量鹽。

做法：母雞宰殺洗淨，切塊待用，板栗切口，洗淨，置熱水中煮2分鐘，口裂體漲為宜，然後將皮殼剝去。在鍋內裝入栗子、雞塊、料酒、薑片、水煮開，改用文火燉2小時，雞肉爛後加適量食鹽即可。

功效：栗子與母雞肉合用，有健脾益腎功效，慢性腸胃炎患者和腰腿無力、腎虧尿頻者均可食用，有顯著療效。

十二指腸潰瘍

十二指腸潰瘍是喜歡吃精加工食品和肉類者的一種常見病，多由精加工食品和肉食、喝酒、吸煙、某些藥物的不良作用誘發，表現為泛酸、飽脹噯氣、饑餓不適或餐後定時的慢性中上腹疼痛，嚴重時可有嘔血與黑便。患有十二指腸潰瘍的人應該注意以下的飲食原則：

1.避免刺激性食物，如咖啡、肉類、烈酒、濃茶，及刺激性調味品，如辣椒、芥末、胡椒粉等，這些對潰瘍面癒合很不利。

2.定時定量，少量多餐，每天3～4餐。不食酸性食物（牛肉、豬肉、羊肉、牛奶、雞蛋、家禽等都屬酸性食物），以減少對潰瘍面的刺激，多食全糧、亞麻籽、水果、蔬菜等，這對潰瘍面的癒合很有幫助，尤其對消化性潰瘍更為適宜。

3.選擇易消化的食物，如全麥麵粉、糙米粉、蔬菜、水果、豆漿等。

4.禁用損傷胃黏膜的藥物，如保泰松、消炎痛、阿司匹林等。

　　蛋白質可有效中和胃酸。蛋白質在胃內消化，同時又可幫助身體分泌胃酸，因此攝入足夠的蛋白質對胃病的預防很重要。

　　不食用動物脂肪，要用植物天然不精加工脂肪，如芝麻、花生、核桃、腰果、亞麻籽、瓜子、松子等，可抑制胃酸分泌。適量脂肪並不會刺激胃腸黏膜，但過多會促使膽囊收縮素分泌增加，抑制腸胃蠕動。

6 治療呼吸系統疾病靜養很重要

　　健康的呼吸需要健康的呼吸道，所以呼吸道的養護極為重要。呼吸系統有了疾病怎麼辦？沒有疾病又該如何保養？這是很多中年男性困惑的問題。在這裡，我們就來看一下如何養護呼吸系統。

哮喘可以選擇運動療法

　　運動對哮喘的輔助治療有很大的好處，當然在哮喘病發作期間千萬不可以運動，但若是病情趨於穩定，可選擇自己喜歡的項目進行適量運動。

咳嗽可輔以食療

　　中醫在治療咳喘時常會用一種方劑叫「定喘湯」，定喘湯裡一般都會有一味食材，那就是白果，也就是銀杏樹的果實，用白果煮湯

喝，可有效治療咳喘，但是要注意適量服用，不能過量。

羅漢西洋菜燉豬蹄湯也常用來治咳喘。西洋菜就是豆瓣菜，配上豬蹄、羅漢果和杏仁燉湯，可有止咳化痰、清肺潤燥的作用。做法是：杏仁60克，西洋菜600克，豬蹄500克，羅漢果一個；先用開水將杏仁焯一下，把皮去掉，然後和羅漢果一起烹煮，煮開後再將切好的西洋菜和豬蹄肉放進去，先用文火燉兩個小時，起鍋時可根據個人愛好適量加入一些調料，喜歡吃辣的就加一點胡椒粉，喜歡吃鹹的就加一點鹽，若是喜歡甜食也可適量加入一些蔗糖。羅漢西洋菜燉豬蹄湯特別適合肺功能弱的人，可幫助提升肺功能。

如何檢測肺功能？

用同樣的速度上二層樓梯，若是中途不得不停下來，或者減慢速度，或者雖然一口氣上去了，但卻不得不大口地喘粗氣，這就說明肺功能比較虛弱，應該及時去醫院檢查。

噴嚏可以用穴位按壓止住

打噴嚏的原因有很多，包括鼻炎、感冒，或者刺激。打噴嚏多數情況都不需要控制，但是有些人因為有過敏性鼻炎，常會沒完沒了地打噴嚏，這樣就會讓自己很不舒服，於是就採取一些方法將噴嚏憋回去，其實這種方法對健康很不利，因為憋回噴嚏時由於壓力所致，會導致鼻腔內一些黏液返流到鼻竇或中耳，若是出現這種情況很容易引起感染，甚至會導致耳膜破裂，因此想打噴嚏就打吧。

若是經常打噴嚏，除了需要及時找到過敏症的原因，還應該通過穴位按壓來將噴嚏止住。最有效的穴位是「迎香穴」，這個穴位在鼻翼兩側，輕揉、按壓可有效止住噴嚏。

打嗝不停可用打噴嚏制止

一些人經常會出現打嗝的情況，也就是中醫說的「呃逆」。不停打嗝可通過打噴嚏來將其止住，那麼噴嚏要如何創造呢？可通過「探鼻取嚏」的方式來實現，不過不可過於深入，否則會影響身體健康。

打鼾和呼吸暫停有所不同

一些男性會打鼾，且聲音很響，其實打鼾不可怕，打鼾和呼吸暫停並不同。那麼呼吸暫停如何判斷呢？可讓家人在自己睡著以後幫忙觀察，若是打鼾中有一段停歇的時間，把時間記下來，若是超過10秒，就說明患有睡眠呼吸中止症，這種情況很危險，必須儘快去醫院檢查。

打鼾的原因很多，有阻塞性的，有中樞性的，甚至還有混合性的，出現打鼾首先必須找到原因，不要怕就醫，也許只是一個小小的問題，做一個小手術就可解決，或許只要服用一些藥物或改變一些不健康的生活方式就可治癒。

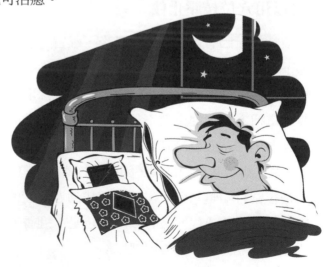

⑦ 神經系統出現問題需鎮靜養神

神經系統在人體中有著極為重要的作用，一方面它調節與控制各系統、器官的活動，另一方面通過神經系統的綜合與分析，讓人體更加適應不斷變化的外界環境，讓環境與人體達到統一。

反射是神經系統對生理功能調節的基本活動形式，人腦的高度發展，讓大腦皮質逐漸成為了控制整個身體功能的頂級部位，並具有意識、思維等生理功能，因此神經系統對整個身體而言極為重要。

神經系統最常見的症狀——失眠

失眠是最為常見的神經系統症狀，那麼有哪些食物可防治失眠呢？

1.菊花茶：有柔和的舒眠作用，是凝神靜氣的最佳天然藥方。

2.香蕉：含豐富的N-乙醯-5-甲氧基色胺和複合胺，還含有放鬆肌肉的鎂。

3.蜂蜜：大量食用糖分確實會造成失眠，但若是適量攝入葡萄糖則能幫助睡眠，因此在香草茶或溫奶中滴幾滴蜂蜜對睡前放鬆很有幫助。

4.溫牛奶：牛奶中含有一種叫色氨酸的物質，可發揮鎮靜安神的功效，而其中的鈣可幫助大腦將這種色氨酸充分利用，睡前飲一杯溫牛奶很有好處。

5.燕麥片：燕麥其實是一種極佳的睡前食品，它含有大量的N-乙醯-5-甲氧基色胺，睡前飲用一杯燕麥片有助安眠。

6.馬鈴薯：可將身體中阻礙色氨酸發揮催眠作用的酸化合物全部清除，若是混合溫奶做成馬鈴薯泥的話，效果更佳！

7.全麥麵包：以土司搭配蜂蜜和茶，可幫助人體釋放出一種胰島素，這種胰島素可讓色氨酸到達人腦並及時轉化成複合胺，有助安眠。

8.杏仁：含有舒緩肌肉的鎂和色氨酸，少量食用不但可幫助入眠，還能保護心臟。

9.亞麻籽：可稱之為「振奮情緒的天然食品」，富含脂肪酸和Omega-3。當情緒低落時，可在米飯或麥片中放入一些亞麻籽，有助消除煩惱情緒，助安眠。

🍴 改善失眠的食譜

棗竹蓮心粥

材料：玉竹20克，炒酸棗仁20克，糯米200克，蓮子心5克。

做法：將蓮子心、玉竹、棗仁用清潔紗布包紮，置於鍋內和洗淨的糯米同煮，粥成後取出紗布包，即可食用。

功效：本品中玉竹甘平柔潤，棗仁養心安神，可除燥熱、滋陰生津；糯米健脾益氣，蓮子心苦寒，可清心火，共用可達到和中除煩、安神鎮靜、養陰清火的目的。服食時可酌加冰糖。

龍眼棗仁蓮子羹

材料：炒酸棗仁10克，龍眼肉20克，百合10克，蓮子20克，冰糖20克。

做法：蓮子泡水，脫去薄皮；酸棗仁洗淨，百合洗淨裝入紗布袋中。將蓮子、龍眼肉、酸棗仁紗布袋及百合放入鍋中，加水煎煮，至百合、蓮子熟爛，棄去酸棗仁紗袋，再加入適量冰糖，糖化後即可食用。

功效：龍眼肉味甘性溫，入心脾經，有益氣血、補心脾作用，鐵及單糖含量較高，利於吸收；蓮子味澀性平，入心脾腎經，有補脾、益腎、養心功用，使人寧靜易入睡；百合可寧神志，養心神；酸棗仁

安神養心，治虛煩多夢失眠；冰糖調和諸味，本品性味平和，長期食用效果更佳。

山楂茯苓餅

材料：炒麥芽20克，炒山楂10克，炒神曲20克，炒萊菔子3克，麵粉200克，茯苓3克，白糖適量。

做法：將麥芽、山楂、茯苓、神曲、萊菔子粉碎過篩，並和麵粉混合，加白糖及水，攪拌和勻製成薄餅，烙熟即可食用。

功效：本品中的神曲、麥芽、山楂均為消食中藥，對於消化很有幫助，萊菔子不但可消食，還可降氣化痰，配以茯苓健脾祛濕，對睡眠很有幫助。

細節提示

在喝蜂蜜水和飲茶時吃上一塊全麥麵包會有效促進胰島素分泌，胰島素會在大腦中轉化為血清素，可促使色氨酸影響大腦，讓人更好入眠。

⑧ 改善心腦血管疾病要靠合理飲食加運動

心血管疾病又叫做循環系統疾病，是一系列和循環系統有很大關係的疾病，循環系統指人體內運送血液的組織和器官，主要包括血管（微血管、靜脈、動脈）、心臟，可細分為慢性和急性，一般都和動脈硬化有很大關係。

心腦血管病人的健康飲食習慣

1.多吃魚油和魚：魚油可避免動脈硬化，對血脂有良好的調節功能，大量攝取富含ω-3的魚油對心血管疾病有很好的預防效果。國際營養組織建議，若是人體每天攝取2500千卡的能量，就應該相應地攝取0.6～1克以DHA和EPA形式存在的ω-3脂肪酸，這樣才可保證人體的基本需要。

2.增加膳食纖維：膳食纖維可使血清膽固醇的濃度有效降低，富含膳食纖維的食物有米糠、水果、粗雜糧、乾豆類、麥麩、蔬菜、海帶等，每日攝入纖維量應控制在40克左右；具有降脂功能的食物有大蒜、洋蔥、芹菜、木耳、香菇等。

3.減少膽固醇和脂肪的攝取量：每日脂肪攝入應嚴格限制在總熱量的15％以下或不超過30克，膽固醇攝入量每天也不能超過300毫克。儘量不要攝入高膽固醇食品，如動物內臟、脊髓、腦、貝殼類（如蚌）、蛋黃、軟體類（如魚子、墨魚、魷魚）。

4.多吃豆製品：大豆中含有多種人體必需的磷脂，常吃豆芽、豆腐、豆油、豆腐乾等豆製品對身體健康很有好處，可防止心腦血管疾病出現。

正確的生活方式

1.避免情緒激動：精神緊張、過勞、失眠、抑鬱、焦慮、生活無規律等，都會使脂代謝出現紊亂。中年男性要保持心平氣和，儘量少生氣。

2.加強運動：每天堅持運動40分鐘，活動時心率與年齡之差不超過170，或以不感到疲勞、身體微汗、運動後自感身體輕鬆為準，每週運動5天，堅持下去，一般就能獲得很好的療效。

3.戒煙限酒：長期酗酒吸煙會阻礙血脂代謝，讓血脂升高。

適合心腦血管疾病的運動方法

1.騎自行車：可結合上下班時間進行，也可選擇在運動場內或晨間進行。

2.步行及慢跑：這是最簡單、方便的週期性有氧運動，對心肺功能有極佳的改善效果，對提高攝氧量效果最佳。慢跑及步行可在傍晚或清晨進行，每次40分鐘左右，持之以恆。步行時應選擇平坦道路，步態穩定，步幅均勻，防止跌跤，呼吸自然。慢跑雖易取得成效，但體質較差、心功能有明顯損害者，不要貿然從事。

3.太極拳：太極拳動中有靜，動作自然舒鬆，對慢性病患者尤其適合。

4.游泳：游泳可增高攝氧量。游泳前應做好暖身，且游泳時間不可過長，以免引起肌肉痙攣。

5.球類運動：如羽毛球、桌球，有很高的趣味性，但進行時要避免受傷。

細節提示

　　吸煙是冠心病、腦卒中（俗稱中風）出現的最主要原因之一，煙中含有大量尼古丁，會導致細血管收縮，使血壓升高、心跳加快，且尼古丁還會阻礙降壓藥的吸收。大量飲酒（特別是烈酒）也會導致血壓升高，心跳加快，所以應限酒和戒煙。

⑨ 膽囊炎的飲食防治細節

　　膽囊炎是化學性刺激（膽汁成分改變）或細菌性感染所引起的膽囊炎性病變，這是膽囊最為常見的疾病，在腹部外科中發病率僅次於闌尾炎，本病一般發生在35～55歲的中年人身上。

　　有很大一部分膽囊炎在進油膩晚餐後的半夜發病，高脂飲食會加強膽囊收縮，而平臥又容易使小膽石滑入並嵌在膽囊管，主要表現為右上腹持續性疼痛、陣發性加劇，並不斷向右肩背放射；常伴噁心嘔吐、發熱，寒顫比較少見，黃疸輕。檢查腹部時會發現膽囊區腹肌緊張、右上腹飽滿，明顯反跳痛、壓痛。

膽囊炎的食物選擇

　　1.綠葉蔬菜可提供適量纖維素和必要的維生素，糙米、優酪乳等對病人也有利。

　　2.選擇瘦肉、魚、豆製品、奶類等膽固醇含量不高且含優質蛋白的食物，控制動物腎、腦、肝或魚子等食品的攝入。

　　3.忌食咖哩、辣椒等刺激性強的食物，忌濃茶、咖啡。

　　4.應減少動物性脂肪的攝入，如動物油脂及肥肉，適量增加葵花子油、玉米油、豆油、花生油等植物油攝入比例。

膽囊炎的飲食療法

乾薑胡椒砂仁肚

　　砂仁、胡椒、乾薑各6克，陳皮、肉桂各3克，豬肚1個，適量調料。將諸藥布包，豬肚洗淨，加水同煮至豬肚爛熟後，取汁去渣飲服，豬肚可切片調味服食，2日1劑。

山楂山藥餅

白糖、山藥、山楂各適量。將山楂核去除，和山藥一起蒸熟，冷後加入白糖攪勻，壓為薄餅服食，每日1次。

丹參田雞湯

田雞250克，大棗10克，丹參30克。將田雞去皮洗淨，大棗去核，丹參布包。加水同燉至田雞熟後，將藥包去除，加入味精、食鹽等調服，每日1劑。

桃仁墨魚

墨魚1條，當歸10克，桃仁6克，調味品適量。墨魚洗淨切絲，當歸、桃仁布包，加水同煮沸後去浮沫，小火煮至墨魚熟透，拿開藥包，調味服食。

細節提示

進食有規律可避免膽囊炎的發作和出現，適量運動可促進身體的新陳代謝，這樣膽囊就可長時間處於健康的狀態，很難出現炎症；保持好心情也很重要。

第六章

五穀雜糧
——男性營養的根基

　　有句俗語：「人吃五穀雜糧，豈能不生病。」因此很多人覺得自己的病就是來源於五穀雜糧，這種想法直接導致的結果就是食物越來越精細，腥葷越來越重。而我們的病既然由五穀而生，必須由五穀來解。記得，不要讓自己的飲食過於精細，適當地「粗」一些也很好。

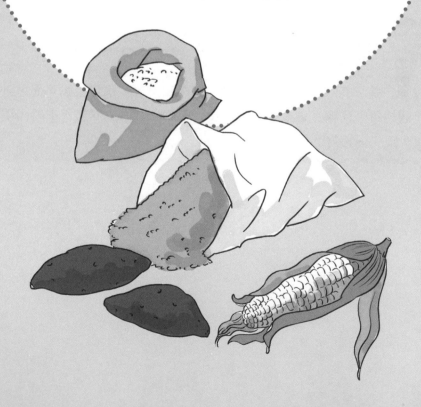

① 大米，世界一半人口的選擇

大米性甘味平，具有聰耳明目、益精強志、健脾養胃之功效，稱得上是「五穀之首」，是世界上一半人口的主食。

糙米是指脫去穀殼，其他各部分都保留的製品；大米是將其餘部分全部脫去的製品。由於稻穀中除碳水化合物以外的營養成分（如脂肪、蛋白質、維生素、礦物質和纖維素）大部分都集中在種皮、果皮、糊粉層、外胚乳和胚（即通常所說的糠層）中，所以大米在營養方面不如糙米。

大米的種類

糙米：去除稻殼後的稻米，保留了八成的產物比例，營養價值較白米和胚芽米高，但煮食和浸水時間也較長。

胚芽米：糙米加工後保留胚及胚乳，去除糠層，保留了七成半的產物比例，是白米和糙米的中間產物。

白米：糙米加工後保留胚乳，去除胚、糠層，保留了七成的產物比例，是最為主要的大米種類。

速食米：食米加工處理，經短時間煮沸或以開水浸泡即可食用。

預熟米（改造米）：將食米經乾燥、蒸煮、浸潤等處理製成的大米種類。

營養強化米：食米添加多種或一種營養素。

免淘洗米：做飯時可減少淘洗這道工序。

有機米：水稻在栽種的過程中，不施用化學肥料及化學合成農藥，採有機式（以浸泡汁液或天然萃取物施用有機肥料、防治病蟲害等）管理，收成後經加工所得的大米。

究竟哪種大米營養高？

米的顏色越深營養價值越高。食物有這樣一個規律，同一類食物中，哪種食物的顏色越深，其營養價值就越高，大米同樣也符合這個規律。與精白大米比，黑米中富含其4倍的維生素，鎂、鉀、鋅、鐵等礦物質含量也很豐富，所以，各色米中，黑米營養價值最高，白米營養價值最低。

精潔米、免淘米，營養成分恐流失。這種大米米粒光潔，毫無雜質，可直接烹煮。而一些免淘米要經過水磨拋光、拋白等多道工序，這道工序會清洗掉很多營養物質，也有的免淘米是吹去塵土、沙石的米，營養並不減少。

大米食療法

生薑大棗粥

將米置於鍋內，簡單乾炒一下，然後加入少量水，用勺子將米均勻攪拌後，放入生薑片和大棗，小火慢煮，一直到粥煮熟時放入少量食鹽。需要提醒的是，這種粥有很強的溫熱效果，患痔瘡和眼睛嚴重充血的人儘量別食用。

生薑蘇葉粥

生薑3片、蘇葉10克，將白粥熬好後放入，然後起鍋食用。生薑是對付咳痰、打噴嚏、發熱等症狀的佳品，有祛寒、祛痰、平喘、除痘、補氣的功效；蘇葉有極佳的散寒效果。

防風粥

蔥白2根，防風15克，大米50克，生薑3片。先將大米煮熟，快熟時加入生薑、蔥白和防風，可適量加鹽。此粥可散寒止痛、清熱祛風，適用於風寒感冒引起的骨節酸痛、畏寒發熱、腸鳴瀉泄、鼻塞聲

重等病症。

杏仁粥

　　大米50克，去皮杏仁20個左右。先煮粥，快熟時加入杏仁繼續煮至熟，加少量食鹽或白糖調味即可。該粥可祛痰潤燥、止咳定喘。

② 小米，讓男人更雄壯

　　粟脫殼製成的糧食就是小米，因其粒小，故名。粟品種繁多，生長耐旱，有紅、白、橙、黑、黃各種顏色，也有黏性小米。每100克小米中含有9.7克蛋白質，高於大米；碳水化合物76.1克，脂肪1.7克，都不低於麥、稻。一般糧食作物中都不會含有胡蘿蔔素，但每100克小米卻含0.12毫克胡蘿蔔素，尤其是維生素B_1的含量更是居糧食作物之首。

　　小米屬於健康食品，可單獨熬煮，亦可添加紅豆、大棗、百合、蓮子、紅薯等製成不同風味的營養品。小米磨成粉，可製各式糕點。

小米對性能力的影響

　　1.碘：是甲狀腺激素合成過程中不可缺少的元素，能維持性功能正常及性的正常發育。

　　2.鋅：可使第二性徵和性器官發育健全；使男性前列腺不致腫大、精子數量正常、勃起堅硬。

　　3.維生素B_2：能防止男性陰囊皮膚出現脫屑、糜爛、滲液等現象。保持人體所需的維生素B_2，可維持正常的生殖能力。

　　4.銅：能使生殖功能保持在正常水準，有利於性欲，能維持性功能，保證生殖功能、交配能力、精子數量健康正常。

5.硒：對谷胱甘肽的生成很有利，而谷胱甘肽可使性功能得到改善。

小米食用的宜忌

1.小米粥不能過於稀薄；淘米時儘量不用手搓，忌用熱水淘米或長時間浸泡。

2.小米宜與肉類或大豆混合食用，這是因為小米含有的氨基酸中缺乏賴氨酸，但大豆的氨基酸中卻含有大量的賴氨酸，可補小米的不足。

3.小米可煮粥、蒸飯，磨成粉後可與其他麵粉摻和或單獨製作各式麵點，糯性小米也可製糖、釀醋、釀酒等。

4.小米的蛋白質營養價值比不上大米，因為小米中蛋白質的氨基酸組成並不合理，亮氨酸過高而賴氨酸又過低，因此身體虛弱時不可以小米為主食。

🍴 小米的健康食譜

小米雞蛋粥

雞蛋1個，小米50克。先以小米煮粥，取汁，再加入雞蛋，稍煮片刻即可。臨睡前先用熱水泡腳，然後服食此粥，可養心安神，適用煩躁失眠、心血不足等症。

小米南瓜粥

南瓜1～2斤，水10杯左右，小米100克，蜂蜜或冰糖少許。洗淨小米，南瓜去皮、瓤，切成1/2寸的片狀或丁狀，置鍋內煲30分鐘左右，稍燜片刻再加入蜂蜜或冰糖即可。南瓜能刺激胰島B細胞分泌出胰島素，對糖尿病有很好的預防效果。單用小米熬成的粥偏稀，和剛剛熬好的南瓜一起可中和其久熬後的黏稠，此粥色澤金黃，口味甘香清

潤，有解熱降暑的奇效。

細節提示

　　優質小米米粒大小均勻，很少有碎米，顏色呈乳金黃色、黃色或白色，有光澤，無雜質，無蟲。

③ 蕎麥，全面而豐富的營養

　　蕎麥是一種營養全面而豐富的糧種之一，其營養價值遠遠超過玉米、大米和小麥。蕎麥的蛋白質組成和其他的糧食作物有很大不同，既含有鹽溶性的球蛋白，又含有水溶性的清蛋白，二者占總蛋白質的一半以上，和豆類極為相似，還含有大量的賴氨酸，其他糧食一般是沒有這個的；其組氨酸和精氨酸含量也明顯高於一般穀物。如果採用氨基酸對比的方式來評價：以雞蛋為100，則牛奶為95，蕎麥為93，而大米和小麥僅分別為67和63。

蕎麥的營養成分

　　蕎麥具有豐富的礦物質含量和獨特的澱粉特性，澱粉按消化性可分為抗性澱粉、慢消化澱粉和快速消化澱粉三類。蕎麥中澱粉的可消化性很低，並含有對澱粉轉化糖起關鍵作用的 β-澱粉酶和 α-澱粉酶的抑制物。

　　蕎麥富含多種維生素，其中生物類黃酮（即維生素P）可降低微血管滲透性和脆性，對心血管病、腦血管硬化及增進視力等都有很好的治療和預防效果。而蕎麥含有大量其他穀物所不具有的生物類黃酮，

且富含維生素B_1和維生素B_2等多種維生素。

蕎麥中含有豐富的不飽和脂肪酸，油酸在人體內會合成產生花生四烯酸，是合成對調節人體生理功能起重要作用的腦神經和前列腺素的重要成分。不飽和脂肪酸可促使人體排泄膽酸和膽固醇，降低膽固醇，有極佳的降血脂效果。蕎麥富含多種脂肪酸，但亞油酸和油酸占80%左右，基本上都屬於不飽和脂肪酸。

苦蕎有較高的脂肪含量，為2.1%～2.8%，在常溫下呈固體，無味、黃綠色，和其他禾穀類糧食有很大不同。苦蕎脂肪的組分較好，裡面含有9種脂肪酸，其中最多為抗氧化、高度穩定的不飽和脂肪酸、亞油酸和油酸，占脂肪酸總量的87%。脂肪酸含量會因為產地的變化而變化。

蕎麥中的澱粉和大米中澱粉基本相似，只是顆粒較大，和一般穀類澱粉比較，蕎麥澱粉進入人體後更容易被消化吸收。苦蕎粉中膳食纖維的含量為3.4%～5.2%，其中可溶性膳食纖維占總量的20%～30%，高於玉米粉膳食纖維8%。甜蕎粉膳食纖維為60.39%，是大米膳食纖維的3.5倍和小麥麵粉膳食纖維的1.7倍。食用苦蕎可降低LDL膽固醇及血清總膽固醇含量，苦蕎中的膳食纖維還有化合氨基肽的作用。

苦蕎還富含硒，有調節免疫和抗氧化的功能，在人體內可和其他金屬結合形成一種不穩定的「金屬硒蛋白」複合物，這對身體有毒物質的排出大為有效。眾所周知，硒是「抗癌之王」，因此適量攝入蕎麥對預防癌症有明顯效果。

🍴 蕎麥的食療方

蕎麥粥

將瘦肉絲和洗淨的蕎麥米同煮，至八成熟時，放入適量的配料

（胡蘿蔔、黃瓜等），快熟時加鹽調味即可。此粥有平喘、止咳的作用，對高血壓等心血管病有極佳的輔助治療效果，但蕎麥不易消化，不宜多食。

蕎麥糊

蕎麥麵10克，炒香，加水煮成稀糊服用。本方取蕎麥寬腸降氣之功，可用於夏季腹痛腹瀉、腸胃不和。

④ 黑米，米中的霸主

紫米和黑米同屬糯米類，且都是稻米中的珍貴品種。黑米是由禾本科植物稻經長時間培育所形成的一種特色品種，糯稻和秈稻均有黑色品種，其中黑米又分白米型和秈米型兩類。

用黑米熬製的米粥營養豐富，軟糯適口，對身體有極佳的滋補作用，所以被稱之為「長壽米」、「補血米」。

黑米的營養成分

1.有改善缺鐵性貧血、清除自由基、調節免疫力及抗應激反應等多種生埋功能。

2.含脂肪、蛋白質、維生素E、B族維生素、碳水化合物、磷、鈣、鎂、鉀、鋅、鐵等營養元素，營養全面而豐富。

3.具有降低心肌耗氧量、改善心肌營養等功效。

4.黑米中的黃銅類化合物可使血管的滲透壓維持在正常水準，使血管脆性大大降低，防止血管破裂，有較好的止血功效。

5.有抗菌、抑制癌細胞生長、降血壓的功效。

食用黑米的注意事項

黑米的米粒外有一層不易煮爛且無比堅韌的種皮，因此在烹煮黑米前，可先用水浸泡一夜，但是泡米水不可隨意丟棄，否則營養物質就會隨水流失。黑米粥非常黏，很難均勻受熱，易糊鍋，所以最好用小火慢慢煲，且要隨時攪拌，避免粘鍋。

黑米粥應該隨做隨吃，不要一次做太多，因為再次加熱食用時也許已經變質了；脾胃虛弱時不能過量攝入黑米，人體很難消化黑糯米，所以最好不要將黑米粥作為早餐食用，以免加重腸胃負擔，最好是在兩餐之間作為點心食用。

如何挑選優質黑米？

黑米的錳、銅、鋅等礦物質含量均高於普通大米，且含有葉綠素、維生素C、胡蘿蔔素、花青素等成分，這些營養素都是大米非常缺乏的，因此，黑米比普通大米的營養更豐富。正宗的黑米該如何挑選呢？方法如下：

聞：用溫水浸泡黑米，正宗的黑米有天然米香，染色米有異味、無米香。

看：正宗黑米只表面米皮為黑色，若是剝去米皮，米心照樣是白色，米粒顏色有淺有深，但染色黑米的顏色基本都相同。

搓：正宗黑米絕對不會掉色，除非水洗，染色米只要手輕微一搓就會掉色。

摸：正宗黑米屬於糙米，米粒上存在米溝。

🍴 黑米健康食譜

黑米蓮子粥

蓮子20克，黑米100克。共同煮粥，可根據個人愛好用冰糖調味食之。能補腎健脾，滋陰養心，特別適合體虛者服用，常人服用可提高身體的抗病能力。

三黑粥

黑豆20克，黑米50克，核桃仁15克，黑芝麻15克。共同熬粥，加入紅糖調味食之。常食可烏髮補血，補腦益智，適合頭昏目眩、鬚髮早白及貧血患者食用。

黑米銀耳大棗粥

大棗10枚，銀耳10克，黑米100克。一同熬粥，熟後加冰糖調味食之。能滋補脾胃，滋陰潤肺，一年四季都可服食。

細節提示

黑米不管燜飯或煮粥都是良好的滋補食品，為了保存更多的營養，一般的黑米都不會和白米一樣進行精加工，大多數都屬於脫殼之後的「糙米」。黑米的口感並不好，因此不宜煮飯，但是用黑米來煮粥卻是很好的選擇，煮粥時為了讓黑米變軟，更利於人體消化吸收，建議在煮之前先用水浸泡一天。

⑤ 馬鈴薯，足量的礦物質

　　馬鈴薯富含大量的營養成分，可提高人體免疫力和抗病能力，它含有大量的賴氨酸，很容易消化吸收，脂肪含量為千分之一左右，礦物質含量也比一般穀類糧食作物高出1～2倍，尤其是磷的含量極為豐富。

　　馬鈴薯是含維生素數量和種類非常豐富的作物，尤其是維生素C，100克馬鈴薯中含有20～40毫克。馬鈴薯營養成分全面，在歐洲被稱為第二麵包作物。

🍴 馬鈴薯營養食譜

醋溜馬鈴薯絲

　　馬鈴薯1個，醋、乾辣椒、味精、生抽、鹽適量。馬鈴薯切絲，泡水，儘量將澱粉洗掉。將乾辣椒置油鍋內翻炒幾下，再加入馬鈴薯絲翻炒，加鹽、醋、味精和生抽，炒幾下即可。若是對脆脆的馬鈴薯絲比較感興趣，就必須在切好後馬上放入涼水中漂洗，將其澱粉漂洗乾淨；若不想吃太脆，切好後也應該泡在水裡，否則馬鈴薯絲會氧化變色。

涼拌馬鈴薯絲

　　乾紅辣椒3個，新鮮馬鈴薯2個，味精、食鹽、沙拉油、醋各適量。馬鈴薯洗淨去皮切細絲，用清水洗乾淨，再將水分瀝乾。鍋中放適量沙拉油燒熱，把紅辣椒放進去，炸出香味即可，放在一邊待用；將清水倒在鍋內燒開，馬鈴薯絲下鍋一焯馬上撈出，然後用冷水過涼，瀝乾水分，盛盤；將少許醋、辣椒油、味精、食鹽灑在馬鈴薯絲上，拌勻即可。

細節提示

　　中年男性若是出現頭部發暈，在條件許可的情況下應該及時臥床休息，上下床要緩慢進行，因為平衡系統的自我調節需要時間。頭暈不但需要注意自我休息，在飲食上還要多吃清淡，少吃油膩，少量多餐。

⑥ 紅薯，適量服用功效大

　　紅薯，又名甘薯、番薯、地瓜，除供食用外，還可釀酒和製糖、製酒精。紅薯有「益氣力，補虛乏，強腎陰，健脾胃」的功效，讓人「少疾長壽」，還能和血、補中、肥五臟、暖胃等，主治腸燥便秘、瘡瘍腫毒、脾虛水腫。

　　紅薯中富含胡蘿蔔素、膳食纖維、澱粉、維生素A、維生素B、維生素C、維生素E及鐵、鉀、鈣、硒、銅等10餘種微量元素和亞油酸等，有很高的營養價值，被譽為營養最均衡的保健食品。

🍴 紅薯的食療方

　　1.將25克紅薯葉加鹽、油炒熟，一天兩次，一次吃完，對便秘很有療效。

　　2.紅薯煮食，對熱黃疸有極佳的輔助治療效果。

　　3.適量乾紅薯藤，用水煎服，可治消渴。

　　4.生紅薯葉，搗爛，加入紅糖，貼腹臍，對大小便不通有治療效果。

5.新鮮紅薯葉100克，用水煮服，可治夜盲症。

🍴 紅薯健康食譜

紅薯娃娃

材料：炒熟的黑芝麻，紅薯。

做法：紅薯洗淨，去皮切成1公分厚片，置盤中，蓋好保鮮膜放入鍋中蒸熟，將熟透的紅薯趁熱揉成泥狀，再將紅薯泥搓成一個個小圓球，用2粒黑芝麻置於小球上當做眼睛，1粒當嘴巴，即成。

營養：紅薯富含維生素A，可促進牙齒和骨骼發育，增強抗病能力，保護視力和眼睛；膳食纖維可促進身體排出多餘的廢物；芝麻則可潤腸養血補虛。

食用注意事項

1.紅薯含有一種氧化酶，這種酶會在人體的腸胃道中產生大量的二氧化碳氣體，若是攝入過量會出現排氣、呃逆、腹脹等不適感。

2.紅薯必須蒸熟煮透才能吃，因為紅薯中澱粉的細胞膜若沒經過高溫破壞，人體無法消化吸收，且紅薯中的氧化酶若是沒經高溫破壞，吃後身體會出現不適。

3.紅薯的不足之處是缺少脂肪和蛋白質，若以紅薯為主食，它所缺乏的營養可通過其他膳食加以補充。

4.吃紅薯時應該搭配少許鹹菜，這樣對胃酸有很好的抑制效果。

5.氣滯食積、濕阻脾胃者應少吃紅薯。

6.紅薯中富含糖分，攝入過量會有「燒心」的感覺，胃因為受到胃酸過量的刺激而加強收縮，胃酸就會倒流進食道，出現吐酸水。

⑦ 綠豆，清熱降火的極品

綠豆性寒味甘，有潤皮膚、厚腸胃、資脾胃及和五臟的作用。縱觀各家本草，對綠豆利水、解毒、清熱、祛暑等藥用功效都極為推崇。

🍴 綠豆食療方

1.綠豆汁：1500克綠豆，淘淨，置2500毫升水中，煮爛細研，過濾取汁，每天早晚飯前各服一小碗，治消渴，對小便頻數也有很好的療效。

2.綠豆湯：綠豆洗淨，加水武火煮沸10分鐘左右，取湯冷後食用，用於清熱解毒（注意不能久煮）。

3.生綠豆粉：生綠豆50克，研末成粉，每次9克，開水吞服，可治凍瘡。

4.綠豆銀花湯：金銀花30克，綠豆100克，水煎服，夏天有極佳的防暑效果。

綠豆的保健效果

1.治療腮腺炎：用生綠豆60g，放在小鍋裡煮至快熟時加入2～3個白菜心，繼續煮半個小時，取汁頓服，每日1～2次。發病初期服用最佳。

2.治高血壓：綠豆、硫黃等量（用紗布包好），加水煮2個小時後取出硫黃乾燥，加酒20%製大黃片，日服1次，每次4片，晚飯後服用，10天為1個療程，療程間隔時間為5天。

3.治癰瘡：綠豆100克，鯉魚1條，煮熟吃肉豆、喝湯，連服3～5天。

4.治中毒：生綠豆漿，每天服用半碗；以綠豆120克為主的綠豆甘草解毒湯，日夜各服用1次，若是情況嚴重，可日夜各服2次；也可吃飯時多吃一些綠豆湯。

5.治復發性口瘡：適量綠豆，雞蛋1個，將綠豆放入砂鍋內，雞蛋打入碗中調成糊，用冷水浸泡綠豆15分鐘後煮沸，取煮沸綠豆沖入雞蛋糊中服用，1天2次。

6.治中暑：甘草30克，綠豆500克，加5000毫升水，煮至綠豆開花，冷後代茶飲，有防暑除濕的效果。

細節提示

　　綠豆中富含蛋白質，生綠豆水浸磨成的生綠豆漿也有很高含量的蛋白質，內服對胃腸黏膜有很好的保護作用。黃酮類化合物、鞣質和綠豆蛋白可與有機磷農藥、砷、汞、鉛化合物結合形成沉澱物，使其失去或減少毒性，不被身體吸收。

⑧ 生薑，驅寒溫性的佳品

　　生薑性溫，其特有的薑辣素對胃腸黏膜有較好的刺激作用，可使胃腸道充血，增強消化功能，能有效治療因寒涼食物攝入過多引起的腹痛、腹脹、嘔吐、腹瀉等。

　　吃過生薑後，人總會感覺身體發熱，這是因為生薑可使血管擴張，加速血液循環，使身上的毛孔全部張開，這樣不但可帶走多餘的熱量，還能將體內的寒氣、病菌一起帶出。當身體受了雨淋、吃了寒涼之物或待在冷氣房裡過久，吃生薑可將體內寒重造成的各種不適及

時消除。

生薑對身體的健康作用

1.抗菌作用：生薑水可有效消滅董色毛癬菌。

2.對消化系統的作用：生薑作為一種祛風劑，可輕微刺激消化道，使腸蠕動、節律及張力增加，有時繼之以降低，可用於因脹氣或其他原因所導致的腸絞痛。

3.對循環和呼吸的作用：正常人口嚼生薑1克（記住不能下嚥），可使舒張壓上升14毫米汞柱，收縮壓平均升高11.2毫米汞柱，對脈率影響不明顯，可增強呼吸系統的功能及加快血液流速。

生薑在夏季的妙用

炎炎夏日，許多辦公室和家庭都開著冷氣，人們在享受涼意時常常會患上「冷氣病」，表現為吐瀉、腹痛、腰肩疼痛、傷風感冒等症狀，生薑有清熱解毒、溫胃止嘔、發汗解表三大功效。長期處在空調環境中若是經常喝點薑湯，就能有效防治「冷氣病」。

若是因吹冷氣的時間過長，腰背和肩膀受到風寒濕等病邪侵襲，尤其會引起肩周炎發作，碰到此類情況，可燒製一些熱薑湯，先在熱薑湯裡加少許醋和鹽，然後將毛巾浸水擰乾，敷在患處，反復數次。此法能舒筋活血、使肌肉由張變弛，有效緩解疼痛。

肚臍是身體表面抵抗力最薄弱的部位之一，加上夏季人們消化液和胃酸的分泌量減少，對細菌的抵抗能力減弱，在有空調的場所腸胃會受到冷熱不均的刺激而出現紊亂，導致病菌很容易侵入體內，出現腹瀉、腹痛、嘔吐等胃腸系統疾病。適當喝些薑湯或吃些生薑，可有效防治此類疾病。

經常處在空調環境中，因為室內外溫差較大，容易出現風寒，如果能及時喝上一碗紅糖薑湯或吃上幾片生薑，就能有效驅寒解表，或用薑湯（加點醋、鹽）泡腳也同樣有效。

生薑的使用禁忌

1.凡屬目赤內熱、陰虛火旺者，或患有肺炎、癰腫瘡癤、痔瘡、肺結核、肺膿腫、膽囊炎、胃潰瘍、糖尿病、腎盂腎炎者，都不宜長期食用生薑。

2.不要去皮：有些人吃生薑時喜歡去皮，這樣會使生薑的某些功能無法正常發揮。

3.吃生薑並不是多多益善：夏季天氣炎熱，人們容易煩渴、口乾、汗多、咽痛，生薑性辛溫，屬熱性食物，根據「熱者寒之」原則，最好不要多吃。

4.從治病的角度看，生薑紅糖水只適用於淋雨後有發熱、胃寒或風寒感冒的患者，不能用於風熱感冒或暑熱感冒患者，更不能拿來治療中暑。服用鮮薑汁可治因受寒引起的嘔吐，而對其他類型的嘔吐則基本沒有效果。

5.不要吃腐爛的生薑：腐爛的生薑往往含有一種毒性很強的物質，這種物質會破壞肝臟細胞，誘發食道癌、肝癌等。

🍴 生薑健康食譜

涼拌子薑

30～60克子薑，切成細絲，加適量鹽、醋拌食；亦可加適量芝麻油、白糖。本品以鹽、醋等拌食有很好的止嘔、開胃和中效果；味微酸而辛辣，但不甚溫熱。用於偏寒而胃氣不和的少食嘔逆。

生薑半夏湯

12克半夏，煎湯取汁，加適量生薑汁，一同煎沸，分4次服用。生薑汁、半夏均善止嘔，合用效果佳；並有開胃和中的效果。用於嘔噦不安，胃氣不和。

紫蘇生薑湯

生薑9克，紫蘇葉30克，煎湯飲。本方取紫蘇葉解表散寒、發汗，用生薑使其作用增強。不但服用起來很方便，且有助發汗、益胃氣的功效。

> **細節提示**
>
> 每天堅持攝入生薑可緩解因運動所引起的肌肉疼痛，且生薑與熱處理薑具有同等緩解肌肉疼痛的效果。肌肉疼痛作為最常見的疼痛之一，吃生薑就可有效緩解。

9　薏米，藥食兩用的粗糧

薏米是藥食兩用的糧種之一，其特點是容易消化吸收，不管是用於醫療或滋補，作用都很緩和。因為薏米有很高的營養價值，被稱為「生命健康之禾」和「世界禾本科植物之王」，最近在日本又被列入防癌食品的行列，身價倍增。

薏米營養分析

經常食用薏米食品對治療消化不良、慢性腸炎等症有良好的效果。薏米可使腎功能大大增強，並有清熱利尿的效果，對治療水腫也

有療效。

薏米因含有多種礦物質和維生素，有減少胃腸負擔和促進新陳代謝的作用，是身體虛弱及病人的補益食品。健康人常吃薏米，可使身體變得輕捷，使腫瘤的發病機率大為減少。

經現代藥理研究證明，薏米有極佳的防癌效果，因為薏米中含有豐富的硒，對癌細胞的增殖有顯著的抑制效果，可用於胃癌的輔助治療。薏米中富含維生素B，對腳氣病的防治十分有益。薏米中還含有維生素E，是一種美容食品，經常食用可消除面部粉刺，改善膚質。

薏米怎麼吃？

薏米用做糧食吃，做湯、煮粥均可。夏秋季與冬瓜一起煮湯，既可佐餐服用，又可清暑利濕。

生薏米煮湯服食，有祛濕除風的效果；用於治脾虛泄瀉、健脾益胃則須炒熟食用。

薏仁較難煮熟，因此在烹煮前最好先泡在溫水中幾個小時，等薏米吸收了充足的水分，再和其他米類一起煮就很容易熟了。將鮮奶煮沸，加入適量薏仁粉，均勻攪拌後食用，常食可消除粉刺、老年斑。

🍴 薏米的健康食譜

百合油醪糟

材料：糯米粉300克，核桃30克，米酒100克，乾棗30克，黑芝麻30克，百合20克，薏米50克。

做法：將糯米粉置盆內，加清水適量揉成粉團待用；用開水浸泡紅棗；用開水洗淨核桃仁入油鍋炸香；黑芝麻炒香。鍋內加清水適量，放入芝麻、核桃仁、百合、紅棗、薏米，用中火熬至成熟；再將

糯米粉團搓成條後掰成小塊置入鍋中，等到湯圓快熟時加入醪糟、白糖，燒沸後起鍋即可。

健康提示：本品含糖分、脂肪及多種礦物質，香味醇厚，營養豐富，既是滋補佳品又是美味食品。

山藥薏米紅棗粥

材料：山藥200克，大米、薏米各100克，乾棗、蜂蜜各15克，冰糖20克。

做法：將紅棗、薏米、大米分別洗淨，用水將大米浸泡半個小時，薏米用水浸泡2個小時；山藥去皮，洗淨，切成長滾刀塊。鍋置火上，放入清水與薏米、大米，中火煮開後，改文火煮至黏稠，再加入紅棗和山藥塊，熬煮半個小時，下冰糖後均勻攪拌，稍涼後再加入蜂蜜即可。

健康提示：蜂蜜中所含有的酶及維生素會在高溫下遭到破壞，因此在粥稍涼之後，溫度降低了才能加入蜂蜜調味。薏米味甘、淡，性微寒，歸肺、胃、脾經，有利濕除痹、健脾利水、清利濕熱、清熱排膿之功效，可用於治療筋脈拘攣、泄瀉、水腫、屈伸不利、腸癰、腳氣、淋濁等症。

⑩ 玉米，吃對了更聰明

玉米作為一種保健佳品，常食對健康很有好處，它的胚特別大，幾乎占到總重量的10%～14%，裡面富含脂肪，可用來煉油。因為玉米中富含脂肪，因此在貯存的過程中易酸敗變質。

玉米既可製米，又可磨粉。玉米粉不存在等級之分，只有粗細之

別。玉米粉中的蛋白質彈性比較差，持氣性能也不好，必須和麵粉摻和才可製成各種發酵點心。

玉米營養分析

玉米中含有的維生素E，有延緩衰老、促進細胞分裂、防止皮膚病變、降低血清膽固醇的功能，還能減輕腦功能衰退和動脈硬化。

玉米中含有很高的纖維素，具有加速糞便排泄、刺激胃腸蠕動的特性，可防治腸癌、腸炎、便秘等。

玉米中富含硒、鎂等元素，對腫瘤的生長有很好的抑制作用，尤其是玉米中富含的谷氨酸具有健腦作用，能促進和幫助腦細胞進行呼吸，並可在生理活動中將體內廢物及時清理出去，幫助腦組織排出氨，因此堅持食用對大腦很有益。

玉米含有的玉米黃質、黃體素可對抗眼睛老化；多吃玉米還可抑制抗癌藥物對人體的副作用，刺激大腦細胞，增強記憶力和腦力。

玉米不可和田螺同食，否則容易中毒；也不要和牡蠣同食，否則會阻礙鋅的吸收。

🍴 玉米健康食譜

燻肉玉米餅

材料：小麥麵粉150克，生臘肉100克，牛奶100克，鮮玉米100克，雞蛋70克，鹽2克，白砂糖50克，沙拉油45克，黃油15克。

做法：燻肉置於煎盤上，放進微波爐熱3分鐘，取出置於盤上；蛋打勻，加入精鹽、鮮奶、白糖拌勻，倒入拌了發酵粉的麵粉內，拌勻成糊狀，然後將黃油溶液、玉米粒倒入，待發酵半個小時；煎盤加入沙拉油，置於爐內高溫4分鐘，取出後將15克發好的粉糊放入，入爐高

火1分鐘，翻面繼續高火1分鐘，做好後放盤子的一邊，另一邊將燻肉放上即可。

枸杞玉米羹

材料：鮮玉米200克，青豆20克，枸杞子10克，玉米澱粉5克，白砂糖150克。

做法：玉米粒洗淨，枸杞子洗淨泡軟；鍋置火上，加入適量清水，加入青豆、玉米粒燒至玉米粒熟爛，再下枸杞子、白糖煮約5分鐘，勾粉芡，即成。

健康提示：益腎助陽，滋肝明目，養血補虛，健脾和胃。

> **細節提示**
>
> 玉米味甘、淡，性平；歸胃、脾經，可利水通淋，健脾開胃，益肺寧心；對於健腦、降膽固醇、防癌有一定功效。玉米熟吃效果最佳，雖然烹調會使玉米失去一些維生素C，但是卻獲得了有極高營養價值的抗氧化劑活性。

⑪ 芋頭，補中益氣的佳品

芋頭綿甜香糯，口感細軟，營養價值和馬鈴薯極為相似，又不含龍葵素，很容易被身體消化吸收，且不易引起中毒反應，是一種很好的鹼性食物，既可作為主食，也可用來製作點心、菜肴，很受人們歡迎。

芋頭營養分析

芋頭營養價值豐富，可使人體的免疫功能大為增強，作為人們防

治癌瘤的主要藥膳而被廣為使用。在癌症手術或術後化療、放療及康復過程中，都有極佳的治療效果。

芋頭中富含皂角苷、蛋白質、磷、鈣、鉀、鐵、鈉、鎂、煙酸、胡蘿蔔素、B族維生素、維生素C等多種成分，所含的礦物質中含量最高的為氟，具有保護牙齒、潔齒防齲的效果。

芋頭富含多種微量元素及黏液皂素，可幫助機體糾正因為缺乏微量元素所導致的生理異常，還可增進食欲，幫助消化，因此中醫認為芋頭可補中益氣。芋頭含有一種黏液蛋白，人體消化吸收後可產生抗體球蛋白（或稱免疫球蛋白），有助提高抵抗力。芋頭有解毒的功效，可抑制人體的癰腫瘡毒，可用來防治淋巴結核及腫瘤等病症。芋頭為鹼性食品，可將體內積存的酸性物質中和消除，使人體的酸鹼度保持平衡，產生烏黑頭髮的效果，對胃酸過多也有較好的防治效果。

烹製芋頭時的注意事項

芋頭的黏液中含有一種遇熱就能被分解的化合物，這種物質對人體有良好的治療效果，但會不斷刺激皮膚黏膜，所以在剝洗芋頭時手部皮膚會有一種微癢的感覺，在火上烤一烤馬上就可緩解這種感覺，剝洗芋頭時最好戴上手套。烹調芋頭時必須將其徹底煮熟，否則其中的黏液會對咽喉產生很大的刺激。

🍴 芋頭健康食譜

酪梨芋頭粥

材料：白米100克，芋頭80克，梨80克，麵粉10克，植物油10克，鹽2克。

做法：白米洗淨，泡冷水30分鐘，撈出瀝乾；鍋內加冷水1公升，

然後加入白米，旺火燒沸後改小火煮成粥，放入碗裡；洗淨梨，去皮及核磨成泥，置碗內；碗中加入玉米粉、麵粉及鹽調勻，拌成酪梨糊備用；芋頭洗淨，去皮切絲，芋頭絲均勻沾裹酪梨糊，入熱油鍋內炸至酥黃，撈出，瀝乾油分，置於白米粥中即可。

功效：酪梨及芋頭均能增加皮膚的抵抗力與彈性，使皮膚看起來更緊緻。

芋頭煲白鵝肉

材料：鵝一隻，辣椒35克，芋頭500克，腐乳50克，豆豉50克，薑15克，大蔥25克，白砂糖20克，大蒜15克，醬油100克，胡椒粉2克，料酒35克，香油10克，澱粉20克，植物油15克，蠔油10克。

做法：將鵝宰殺洗淨抹乾，將鹽均勻抹在鵝肚內，將腐乳、豆豉、糖、薑末、醬油、酒等調料攪勻，置於鵝肚內，用細麻線密縫鵝肚，放在盤上；將芋頭及盤移鍋內蒸約一個半小時，先將芋頭取出，鵝肉再蒸半個小時取出，抹上醬油；加10克茶油，倒入2杯蒸汁，煮滾後將醬油、蠔油、胡椒粉、麻油、生粉等調料加入勾芡；食用時，取適量鵝肉及芋頭，放入煲鍋內，加水適量，文火煮滾，再加芡汁適量調勻即可。

功效：和胃生津，補虛益氣。適用於慢性腎炎、陽痿、早洩、不孕不育、性功能低下等症。

細節提示

芋頭味甘辛，性平，歸胃、腸經；具有寬腸、益胃、解毒、通便、消腫止痛、添精益髓、補中益肝腎、散結、益胃健脾、化痰、調節中氣等功效；主治痰核、腫塊、便秘、瘰鬁等病症。

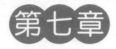

第七章

蔬菜水果
——讓男性更健康

　　很多男性認為雞鴨魚肉的營養比蔬菜水果要豐富得多，就只吃雞鴨魚肉，幾乎不吃蔬菜水果，但人體只有均衡攝入各種營養，才能夠保持平衡，因此在吃雞鴨魚肉的同時，也要多吃一些蔬菜水果。

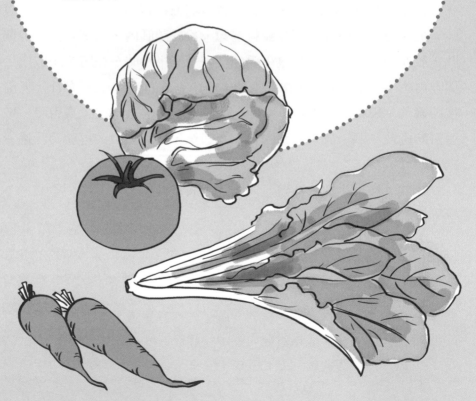

① 番茄，極佳的抗氧化食物

番茄果實營養豐富，是世界上最為普遍的果菜之一。番茄已被證明含有多種營養成分及維生素，如豐富的葉酸及維生素A、鉀等，尤其是它所含的的茄紅素，對人體健康有很大的好處。

番茄紅素的作用

番茄紅素可將體內的自由基有效清除，修復和預防細胞損傷，對DNA的氧化有抑制作用，從而可避免癌症的出現。番茄紅素還具有細胞間資訊感應和細胞生長調控等生化作用，即對細胞有誘導連接通信的作用，讓細胞間控制正常生長的信號可正常傳遞，對腫瘤細胞增殖有調控作用，抗癌防癌的效果明顯。研究表明，番茄紅素可有效預防消化道癌、前列腺癌、肺癌、肝癌、皮膚癌、膀胱癌等。

番茄紅素不但是當前最為天然的食品著色劑，還有極強的抗氧化效果。給人體補充番茄紅素，可幫助身體抵禦各種因為自由基所引起的疾病。新陳代謝會在人體內不斷生產出氧自由基，藥物、空氣污染、輻射、日光等也會使身體產生氧自由基，但隨著年齡逐漸增長，人體對抗自由基的系統也會日趨衰退，當體內抗氧化系統的量不足或氧自由基數量突然增加時，體內的自由基往往就無法完全消除。體內細胞與氧自由基的大分子融合，會使皮膚出現皺紋，失去光澤、彈性，使皮膚衰老，因此，必須補充充足的番茄紅素，才能使免疫系統得到增強，避免身體出現疾病。番茄紅素還能減少色斑沉著、降低眼睛黃斑的退化。

自由基所引起的身體退化，是心血管疾病的最重要原因。一旦產生血液中脂質過氧化連鎖反應，就會導致脂肪酸聚合在一起，當此

類大分子的脂質聚合物在血管壁沉積時，就會導致血管發生阻塞和硬化，而番茄紅素有極強的抗氧化效果，因此可有效預防和減輕心血管疾病，使心血管疾病的危險性大大降低。

吃番茄的注意事項

1.不宜長時間高溫加熱。番茄紅素遇氧氣、熱和光容易分解，保健作用就會流失，所以烹調時應避免長時間高溫加熱。

2.不宜吃未成熟的青色番茄。番茄中往往含有龍葵鹼，這種物質有一定的毒性。食用未成熟的青色番茄會感到口味不佳，吃多了會引起嚴重中毒，出現噁心、頭暈、嘔吐、全身疲乏及周身不適等症狀，甚至會危及生命。

3.服用雙香豆素、肝素等抗凝血藥物時不宜食用。番茄中含有較多的維生素K，維生素K主要用於催化肝中凝血活素及凝血酶原的合成，若是食用番茄時服用以上兩種藥物，就會限制凝血酶原的合成而導致凝血時間延長，導致肌肉和皮下出血。

4.不宜和黃瓜同時食用。由於黃瓜中含有一種維生素C分解酶，會將其他蔬菜中的維生素C完全破壞，而番茄就是一個維生素C含量豐富的蔬菜，若是二者一起食用，人體從番茄中所獲得的維生素C，轉眼之間就會被黃瓜所破壞，補充營養的效果也會降低。

🍴 番茄健康食譜

番茄炒蛋

材料：雞蛋2個，番茄4個，鹽、薑、蔥少許，白糖少許。

做法：雞蛋打散；番茄去皮、切塊備用。鍋內上油加熱，將雞蛋放進去炒熟盛出；加入少許食用油，入薑蔥爆香，然後加入番茄翻

炒，炒至出汁，將已炒好的雞蛋加入，翻炒片刻，加入雞精、白糖、鹽即可。

番茄拌火腿

材料：火腿3片，洋蔥1個，小辣椒1 個，香菜2大匙，小番茄4粒，檸檬汁2大匙，糖1大匙，魚露2大匙。

做法：洋蔥去外膜，切成兩半，再切細絲，置於冷開水浸泡5分鐘，然後將水分瀝乾；小番茄切半，火腿切絲，小辣椒切末，香菜切碎；調味料與辣椒末先攪拌均勻備用。火腿絲、洋蔥絲、香菜混合、加入小番茄，綜合調味料拌勻即可。

細節提示

番茄含有人量維生素C、維生素B$_1$、蘋果酸、檸檬酸等營養成分，但由於其果肉內含有膠質和可溶性收斂劑等成分，空腹食用會與胃酸起化學反應，結成不易溶解的塊狀物，阻塞胃引起腹痛。因此，食用蕃茄時要適量。另外，番茄湯最好在飯後飲用，這樣有利於幫助消化和營養吸收。

2 辣椒，對抗大腹便便的最佳食物

辣椒屬於茄科辣椒屬植物，成熟後一般為紫色、黃色或鮮紅色，最常見的是紅色。辣椒的果實因為果皮有辣椒素所以有辣味，食用可增進食欲，其中的維生素C含量在蔬菜中最多。

吃辣椒適量很重要

辣椒雖能殺蟲、止痢、驅寒、促進消化、增強食欲，但膳食上應當講究五味（苦、酸、鹹、辛、甘）平衡，過於嗜吃辣味，易引起臟腑陰陽失調，出現疾病。

辣味有活血、行氣、發散等功能，吃多了容易耗傷氣陰，使肺氣過盛，降低人體免疫力而罹患感冒，出現兩眼紅赤、咽喉乾痛、口乾舌痛、鼻腔烘熱及牙痛、流鼻血、爛嘴角等「上火」症狀。

濕熱加重過食辛辣很容易使體內濕熱更為嚴重，表現為血壓升高、皮膚痤瘡、鼻出血和痔瘡加重等。所以，屬於以下幾種類型的中年男性應儘量少吃辣椒：

1.甲狀腺功能亢進患者。此症患者經常處於一個極度興奮的狀態，若是攝入過量辣椒等刺激性食物，會使病情加重。

2.體型偏瘦的人。瘦人多屬熱性和陰虛體質，常表現為口苦、咽乾、煩躁易怒、頭重腳輕、眼部充血，若辛辣食物攝入過多，就會引起炎症、過敏和出血。

3.慢性胃腸病、皮炎、痔瘡、慢性氣管炎、結核病及高血壓患者。也應該少吃。

4.腎炎患者。人體在代謝的過程中，辛辣成分往往需通過腎臟排泄，且會不斷刺激腎臟的實質細胞，因此不可過量食用。

吃辣椒的好處

1.暖胃驅寒：辣椒可溫暖脾胃，若是遇寒出現肚子疼、腹瀉、嘔吐等症狀，可適當吃些辣椒。

2.開胃消食：辣椒可促進胃液分泌，讓人食欲大開。

3.肌膚美容：辣椒可促進體內激素分泌，對皮膚狀況能有很好的改善作用。很多人認為吃辣會長痘，其實這和辣椒沒有任何關係，但

如果你的皮膚喜歡長痘，吃辣椒會更加嚴重。

　　4.促進血液循環：辣椒有一定的藥性，因此可「除濕，行痰，祛風發汗」，也就是能促進血液循環，改善凍傷、怕冷、血管性頭疼。

　　5.止痛散熱：辣椒性溫，可通過發汗來使體溫降低，對肌肉疼痛有很好的緩解效果，所以有比較明顯的解熱鎮痛作用。辣椒素還可減少痛感神經遞質的傳達，減弱人對疼痛的感覺。

　　6.降脂減肥：辣椒素可使體內脂肪的分解更為迅速，豐富的膳食纖維還有降低血脂的效果。

　　7.保護心臟：經常吃辣椒可有效延緩動脈粥樣硬化的發展。

　　8.抵抗癌症：辣椒素可使癌細胞的死亡速度更快，且對健康的細胞沒有任何損害。

　　9.對糖尿病有利：辣椒素可減輕糖尿病的某些症狀。

　　10.降低血壓：辣椒有降血壓的效果。

細節提示

解辣的方法

　　1.吃甜和酸的食物：甜能遮蓋並干擾辣味，酸可中和鹼性的辣椒素。

　　2.覺得太辣了，蘸點醋、喝碗冰涼的甜飲料、來塊涼爽的水果都很有用。

　　3.如果是在家做辣菜，要儘量選滋陰、降燥、瀉熱的食物來搭配，如鯽魚、苦瓜、鴨肉、蝦、黃瓜、絲瓜等，也可以煮點清涼的綠豆粥、荷葉粥來瀉火。

③ 青江菜，全面而豐富的營養

　　青江菜中含多種營養素，特別是維生素C的含量極為豐富，它的食療價值及其招牌營養素含量可稱得上諸種蔬菜中的佼佼者，所含的礦物質對骨骼生長發育有極佳的效果，可增強人體造血功能，加速人體的新陳代謝，所含的煙酸、胡蘿蔔素等營養成分也都屬於維持生命活動的重要物質。

青江菜的食療作用

　　1.防癌解毒：青江菜中所含的植物激素，可使酶的形成更為快速，對體內致癌物質有極佳的排斥作用，因此防癌功能很強；此外，青江菜還可使肝臟的排毒機制大為增強，對皮膚瘡癤也有很好的治療效果。

　　2.降低血脂：青江菜是低脂肪蔬菜，且含有大量膳食纖維，膳食纖維可和膽酸鹽及食物中的甘油三酯與膽固醇結合，並通過糞便排出體外，這樣脂類的吸收就會大大減少，有效降低血脂。而中醫認為青江菜能活血化瘀，用於治療丹毒、癤腫。

　　3.強身健體：青江菜含有大量維生素C和胡蘿蔔素，可增強人體的免疫力，鈣質的含量也非常豐富，一個中年男性每天吃一斤青江菜，就可滿足鈣、鐵、維生素A和維生素C的生理需求。

　　4.寬腸通便：青江菜富含膳食纖維，可使腸道蠕動速度加快，使糞便的體積增加，縮短糞便滯留在腸腔內的時間，可防治便秘，預防腸道腫瘤。

🍴 青江菜健康食譜

涼拌青江菜

　　材料：500克嫩青江菜，精鹽、麻油各適量。

　　做法：將青江菜梗、葉分開後洗淨，切成3公分長段，將水瀝乾，放入滾水中煮熟，撈出瀝乾裝盤，以精鹽、麻油拌食。

　　功效：此菜爽口鮮腴，具有降血糖、寬腸通便之功，便秘、糖尿病患者均應常食。

青江菜炒蝦仁

　　材料：青江菜250克，蝦仁50克，蔥、薑、澱粉、料酒、醬油、食油各適量。

　　做法：蝦仁洗淨，用澱粉、料酒、醬油拌好；分開青江菜梗葉，洗淨後切成3公分長段；將食油放入鍋中，燒熱後先下蝦仁煸炒幾下即可取出，再將油鍋燒熱加鹽，青江菜葉後煸，先煸炒菜梗，至半熟時倒入蝦仁，並加入佐料蔥、薑等，再以大火快炒幾下即可。

　　功效：此菜營養豐富，有強身健體的功效，常年身體虛弱的男性可多吃一些。

細節提示

　　青江菜可燒、炒、扒、燴，菜心還可做配料，食用時應現做現切，並用武火爆炒，這樣不但可保持鮮脆，還能保持其營養成分。吃剩的熟青江菜不應該留到下一頓繼續吃，因為這其中含有致癌物質。

④ 高麗菜，多吃多健康

　　高麗菜具有抗病、耐寒、易貯耐運、適應性強、品質好、產量高等特點，是春、夏、秋季的最主要蔬菜。

高麗菜的藥用價值

　　高麗菜的營養價值和大白菜極為相似，但維生素C的含量比大白菜更豐富。它與花菜、蘆筍同樣有較高的抗氧化、防衰老效果，還能大幅提高人體免疫力，預防感冒，在所有抗癌蔬菜中也是名列前茅。此外，高麗菜中葉酸的含量極為豐富，這是甘藍類蔬菜的優點，若是患上了貧血，可多吃些高麗菜。高麗菜有使潰瘍面癒合的功效，患有胃潰瘍的人可適量多吃。

　　新鮮的高麗菜有消炎殺菌功效，外傷腫痛、咽喉疼痛、胃痛牙痛、蚊叮蟲咬之類都可多吃些高麗菜。

🍴 高麗菜健康食譜

蝦皮捲心菜餡餅

　　材料：蝦皮30克，高麗菜500克，小麥麵粉500克，鹽3克，花椒1克，大蔥10克，味精1克，植物油30克，薑5克。

　　做法：麵粉加水，經發酵做成麵皮；高麗菜剁成細末，加少許鹽醃10分鐘後將水分擠去，再加花椒、蝦皮、味精、鹽、薑（切末）、蔥（切末）拌勻成餡；將麵皮包入餡做成餡餅；平底鍋燒熱，加入少量植物油，將捏好的餡餅置於鍋中，用小火烙熟即可。

　　健康提示：此餅有活血化瘀、降心火、寬中等功能。

肉片炒高麗菜

　　材料：高麗菜300克，瘦豬肉50克，醬油15克，植物油25克，白砂糖10克，鹽3克，薑5克，大蔥5克。

　　做法：先將瘦豬肉洗淨，橫刀切成薄片；將薑、蔥分別洗淨切成絲；高麗菜洗淨，去蒂切成小塊。炒鍋放入植物油燒熱，放入肉片煸至微熱，加入薑絲、鹽、蔥、白糖、醬油炒勻，投入高麗菜，用急火快速煸炒斷生即可。

　　健康提示：高麗菜與豬肉同煮，使菜肴的滋養性大大增加，素而不淡，葷而不膩，營養更加全面，特別適合中年男性食用。

細節提示

　　高麗菜煮食甘美，其根經冬不死，生命力旺盛。多吃高麗菜可增進食欲，促進消化，對便秘也有很好的預防效果；高麗菜也是肥胖和糖尿病患者的理想食物。

⑤ 菠菜，讓自己成為大力水手

　　菠菜中含有豐富的鐵和 β-胡蘿蔔素，也是葉酸、維生素B$_6$、鉀和鐵的極佳來源。其中大量的鐵可有效改善缺鐵性貧血，是一種極佳的保健蔬菜。

　　菠菜葉中含有一種類胰島素樣物質和鉻，這種物質和胰島素有極為相似的作用，可使血糖保持在一個穩定的狀態。菠菜中豐富的B族維生素可防止夜盲症、口角炎等維生素缺乏症出現，所含抗氧化劑如硒和維生素E，具有促進細胞增殖、抗衰老的作用，不但可讓大腦功能保持

在最佳狀態，還可延緩大腦老化。另外，長期食用菠菜有助保護視力。

菠菜的營養分析

1.保障營養、增進健康：菠菜中含有豐富的維生素C、胡蘿蔔素、磷、鈣及一定量的維生素E、鐵等有益成分，可給人體提供很多種營養物質；其所含鐵質，可有效改善身體造血器官的造血功能。

2.防治痔瘡、通腸導便：菠菜富含膳食纖維，可使腸道蠕動的速度加快，並可促進胰腺分泌，幫助消化；對慢性胰腺炎、痔瘡、肛裂、便秘等也有很好的療效。

3.促進人體新陳代謝：菠菜中含有豐富的微量元素，可使人體的新陳代謝加快，使身體更健康，多吃菠菜還可降低患上腦卒中的危險。

🍴 菠菜健康食譜

菠菜粥

材料：白米100克，大棗、菠菜各50克。

做法：大棗、白米洗淨，加水熬成粥，熟後加入菠菜煮沸即可。

功效：此粥營養全面，有養血補虛、健脾益氣的功效，能改善缺鐵性貧血。

金苓菠菜湯

材料：茯苓、石斛各20克，菠菜400克，沙參12克，素湯（豆芽加水熬製而成）800毫升，薑塊、蔥白各適量。

做法：沙參、茯苓、石斛水煎取汁200毫升；生薑切片拍鬆，蔥白切段，菠菜洗淨切4公分段。菠菜入沸水焯一下迅速撈起；炒鍋加油大火燒熱，下生薑煸赤，然後將生薑挑去；加入精鹽，倒入素湯和藥液，燒沸後放入菠菜，湯沸加入味精即可。

功效：此菜由菠菜加上甘淡滋補的藥物，具有健脾助食，益胃養陰的功效，對於食欲缺乏、陰虧液少、胃腸燥熱者，有較好的食療效果。

菠菜豬肝湯

材料：豬肝60克，菠菜250克，食鹽、醬油、麻油適量。

做法：將豬肝和菠菜共煮熟（不可太過），以食鹽、醬油、麻油等調味食之。

功效：菠菜能養肝明目，豬肝能補肝明目，這樣搭配可取得一個較好的效果，用於肝虛目昏或夜盲症。

> 細節提示
>
> 　　菠菜提取物可促進體內細胞增殖，不但可延緩衰老，還可讓人保持青春活力。民間有以菠菜搗爛取汁，每天用來洗臉的做法，這樣堅持一段時間，可使皮膚及毛孔得到有效的清潔，減少色素斑及皺紋，讓皮膚保持清潔狀態。

⑥ 芹菜，清熱解毒的佳品

　　芹菜有旱芹、水芹兩種，功能相近，藥用一般都是旱芹。旱芹有很濃的香氣，因此又叫做「香芹」，亦稱「藥芹」，含有大量的膳食纖維，經常食用對動脈硬化、高血壓等都有很好的預防效果。

芹菜的食療作用

　　1.鎮靜安神：芹菜含有的一種鹼性成分芹菜素，可對抗可卡因所引起的精神興奮，有利於消除煩躁、安定情緒。

2.平肝降壓：芹菜含酸性的降壓成分，可使血壓明顯降低，它可擴張血管，對抗山梗茶鹼（洛貝林）、煙鹼引起的升壓反應，有助降壓。

3.防癌抗癌：芹菜中富含膳食纖維，經腸內消化作用可產生一種腸內脂或木質素，這類物質有極強的抗氧化效果，高濃度時可消滅腸道內的致癌物質。它還可使腸道蠕動的速度加快，避免便秘，間接降低患腸癌的機率。

4.利尿消腫：芹菜含有利尿成分，可將體內的水鈉滯留清除掉，利尿消腫。

5.減肥：芹菜含有大量的膳食纖維，還因為咀嚼芹菜本身就需要大量的能量，是一種極佳的減肥食品。

6.養血補虛：芹菜鐵含量很高，食之能避免皮膚乾燥、蒼白、面色無華，且可使頭髮黑亮、目光有神。

7.清熱解毒：春季氣候比較乾燥，人們經常會感覺到氣喘心煩、口乾舌燥、身體不適，常吃一些芹菜可清熱解毒、祛病強身。皮膚粗糙、肝火過旺及經常頭疼、失眠的人也可適當多吃些。

🍴 芹菜的健康食譜

芹菜粥

材料：蔥白5克，白米50克，芹菜40克，蔥、鹽適量。

做法：芹菜洗淨去根，將花生油加入鍋內燒熱，爆蔥，添鹽、水、米，煮成粥，再加入芹菜稍煮，加味精調味即可。

功效：有清熱利水的功效，可作為水腫、高血壓患者的輔助食療品。

芹菜拌乾絲

材料：豆乾300克，芹菜250克，生薑、蔥白、精鹽各適量。

做法：芹菜洗淨切去根頭，切段；生薑拍鬆，蔥切段，豆乾切細絲；炒鍋置於武火上，加入花生油，燒到七成熟，下薑、蔥煸過加精鹽，將豆乾絲倒入繼續炒5分鐘，加入芹菜一同翻炒，加味精調味即可。

功效：鮮香可口，具有通便、降壓平肝的功效，適用於大便燥結、高血壓等病症。

糖醋芹菜

材料：芹菜500克，醋、糖、香麻油、精鹽各適量。

做法：將嫩芹菜洗淨去葉留莖，入沸水汆過，等到莖軟時撈起瀝乾，切寸段，加醋、鹽、糖拌勻，淋上香麻油即可。

功效：去膩開胃，酸甜可口，具有降脂、降壓的功效，高血壓病患者可經常食用。

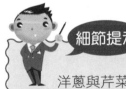

細節提示

洋蔥與芹菜配合食用，治失眠、降壓功效大增。

⑦ 多吃洋蔥，可殺菌抗病毒

洋蔥屬百合科蔥屬，營養豐富，還含有芥子酸、咖啡酸、檸檬酸鹽、桂皮酸、多糖和多種氨基酸。

洋蔥有哪些功效？

洋蔥營養豐富，其辛辣的氣味可刺激腸、胃及消化腺分泌，使食欲大增，促進消化，且洋蔥的脂肪含量很少，其精油中含有可降低膽

固醇的含硫化合物的混合物，可用於治療食積內停、食欲缺乏、消化不良等症。

洋蔥有極佳的發散風寒效果，是因為洋蔥葉子和鱗莖都含有一種稱為硫化丙烯的油脂性揮發物，這種物質具有辛辣味，可抗寒涼，有較強的殺菌作用，對流感病毒也有很好的抵禦功能。洋蔥中含有植物殺菌素，如大蒜素等，所以殺菌功能比較強，生嚼洋蔥對感冒有很好的治療效果。

洋蔥中含有一種叫做「櫟皮黃素」的物質，這種物質是目前抗癌最有效的天然物質之一，它可阻止體內的生物化學機制產生變異，對癌細胞的生長有很好的抑制效果。

洋蔥可幫助細胞更好地利用葡萄糖，同時使血糖降低，給腦細胞提供熱能，是神志委靡、糖尿病患者的食療佳蔬。它還含有一些鈣元素，常吃對骨質疏鬆症有很好的緩解效果。而洋蔥富含的微量元素硒，是一種天然的抗氧化劑，可有效殺傷體內的自由基，增強細胞的代謝能力和活力，具有防癌抗衰老的效果。另外，食用洋蔥對復發性口腔潰瘍有一定的治療效果。

細節提示

每天堅持生吃半個洋蔥，或者喝等量的洋蔥汁，可使患有心臟病的人增加約30%對心臟有利的膽固醇，這對心臟有極大的好處，但需要注意的是最好生吃，因為洋蔥烹煮的時間越長，其營養成分喪失得也就越多。

8 胡蘿蔔，胡蘿蔔素的重要來源

　　每100克胡蘿蔔中，約含脂肪0.3克，蛋白質0.6克，鐵0.6毫克，糖類7.6～8.3克，胡蘿蔔素1.35～17.25毫克，熱量150.7千焦，維生素$B_1$0.03毫克，維生素$B_2$0.04毫克，維生素C12毫克，另含大量澱粉、果膠、多種氨基酸和無機鹽。各類品種中，以顏色為深橘紅的胡蘿蔔素含量最高。

胡蘿蔔有哪些健康功能？

　　1.利膈寬腸：富含膳食纖維，有很強的吸水性，在腸道中體積很容易膨脹，成為腸道中的「充盈物質」，使腸道的蠕動速度加快，從而通便防癌，利膈寬腸。

　　2.益肝明目：胡蘿蔔富含胡蘿蔔素，這種物質其實就是維生素A原，進入體內以後，在腸道內會經過酶的作用而轉化為維生素A，有明目補肝的功效，對夜盲症有較好的治療效果。

　　3.降糖降脂：胡蘿蔔還含有降糖物質，適合糖尿病病人食用，其所含的某些成分，如槲皮素可使冠狀動脈的血流量加速，降低血脂，促進腎上腺素合成，還有強心、降壓作用，是冠心病、高血壓患者的食療佳品。

　　4.增強免疫功能：胡蘿蔔素可轉化為維生素A，大幅提升人體的免疫能力，其中含有大量的木質素，對癌症有很好的預防效果。

🍴 胡蘿蔔的食療方

　　1.夜盲症：鱔魚肉200克，胡蘿蔔500克，均切成絲，加鹽、油、醋、醬油炒熟食，每天1次，1個療程為6天。

2.**麻疹**：芫荽100克，荸薺250克，胡蘿蔔250克，加適量水煎湯代茶飲用，每天分3次服完。

3.**角膜軟化症**：雞蛋2個，胡蘿蔔100克。先將胡蘿蔔切片置鍋內加清水煮沸，雞蛋去殼，放入煮熟，食用時調味，吃蛋飲湯；每日1次，1個療程7天。

4.**食欲缺乏、脾胃虛弱、夜盲症、高血壓**：將250克胡蘿蔔洗淨切片，100克白米同放鍋內共煮粥，調味即可。

5.**視物昏花、頭暈眼花、氣血不足**：羊肉300克，胡蘿蔔250克，蜜棗5個，生薑20克，淮山藥30克。羊肉切塊洗淨，下油鍋用少許薑爆香；胡蘿蔔切片洗淨；蜜棗、淮山藥洗淨，和生薑、羊肉一起放入鍋內，加適量清水，先大火煮沸，再用小火煮2小時，調味佐膳。

6.**百日咳**：500克胡蘿蔔，擠汁，加冰糖適量蒸開溫服，每天2次。

7.**止瀉**：胡蘿蔔500克，去掉莖，對切開，切成小塊加水煮爛，將渣過濾掉，加1公升水燒開，加適量糖調味即可。

8.**飲食欠佳、術後體弱、脾胃氣虛**：生魚1條（約300克），陳皮1片，胡蘿蔔500克，紅棗10枚，豬瘦肉100克。將全部用料置鍋裡，武火煮沸後，文火繼續烹煮半個小時，調味佐膳。

9.**促進身體細胞再生和消除炎症**：將胡蘿蔔擦洗乾淨，柳丁去皮，榨汁後馬上飲用，若覺得味道過甜，可加入一些薄荷葉，此品有極強的抗氧化能力，有提高身體能量和清潔身體的功效，可促進身體細胞再生和消除炎症。

吃胡蘿蔔的注意事項

1.服用氫氯噻嗪時最好不要食用胡蘿蔔。

2.不宜食用久浸泡在水中或切碎後水洗的胡蘿蔔。

3.未油炒的不宜食用。

4.食用時不能加入太多醋，避免損失胡蘿蔔素。

5.紅白蘿蔔不可一起食用。

6.忌生食。胡蘿蔔雖是蔬菜，但必須經過烹煮才能將其中的營養消化吸收，若沒經過烹煮，雖可保存大多數營養物質，但是進入腸胃後人體根本沒辦法吸收利用，反而會成為一種浪費。

7.儘量少與富含維生素C的蔬果同食，如青江菜、辣椒、菠菜、番茄、花菜、柑橘、棗、檸檬、草莓等，否則會破壞維生素C，降低其營養價值。

⑨ 黃瓜，讓你變年輕

黃瓜的健康功能

1.抗衰老：維生素E含量豐富，有抗衰老、延年益壽的效果；黃瓜酶生物活性很強，可增強人體的新陳代謝能力。用黃瓜搗汁塗擦皮膚，有舒展皺紋、潤膚之效。

2.抗腫瘤：含有葫蘆素C可提高人體的免疫功能，對腫瘤有一定的預防效果，該物質還可治療遷延性肝炎和慢性肝炎。

3.降血糖：所含的果糖、葡萄糖苷等不參與通常的糖代謝，因此糖尿病病人可適量食用。

4.防酒精中毒：所含的谷胺醯胺、精氨酸和丙氨酸對肝臟病人，尤其是對酒精性肝硬化患者有較好的輔助療效，對酒精中毒也有很好的防治功效。

5.健腦安神：含有的維生素B_1可改善神經系統和大腦功能，能安神定志，輔助治療失眠症。

6.減肥強體：所含的丙醇二酸，對糖類物質轉化為脂肪有一定的抑制效果；而纖維素對降低膽固醇和促進人體腸道內腐敗物質的排出有一定效果，可強身健體。

🍴 黃瓜保健食譜

紫菜黃瓜湯

材料：紫菜15克，黃瓜150克，蝦米適量。

做法：黃瓜洗淨切成菱形片狀，蝦米、紫菜洗淨；鍋內加入清湯，燒沸後加入蝦米、黃瓜、醬油、精鹽，煮沸後撇去浮沫，淋上香油，下入紫菜，撒入味精，調勻即可。

功效：此湯具有益腎清熱之功，適用腎虛煩熱的患者食用。

糖醋黃瓜片

材料：黃瓜500克，白醋、白糖、精鹽各適量。

做法：黃瓜洗淨去籽，切薄片，再用精鹽醃半個小時；用冷開水將黃瓜的部分鹹味洗去，然後將水瀝乾，加醋、糖、精鹽醃1小時即可。

功效：酸甜可口，具有生津止渴、清熱開胃的功效，適用於脘痞、口膩、煩渴等病症，暑天食用更佳。

食用黃瓜五不宜

1.不宜棄汁製餡食用。

2.不宜生食不潔黃瓜。

3.不宜高熱煮或加鹼後食用。

4.不宜偏食、多食。

5.不宜與柑橘、小白菜、花菜、番茄、菠菜、辣椒同食。

細節提示

黃瓜可作為水果生吃，但這種吃法不宜過量，因為黃瓜中缺少維生素，所以最好和其他蔬菜一起食用。黃瓜尾部含有大量苦味素，苦味素對癌症有很好的預防效果，因此儘量別將黃瓜尾部丟掉。有心血管病、肝病、高血壓及腸胃病的人都不要吃醃黃瓜。

⑩ 冬瓜，清淡飲食的佳品

冬瓜性微寒，味甘淡，含大量糖類、蛋白質、粗纖維、多種維生素、胡蘿蔔素和磷、鈣、鐵，鉀鹽含量也很高，鈉鹽含量較低，可利水消痰、清熱解毒、祛濕解暑、除煩止渴，適用於小便不利、心胸煩熱、高血壓、肝硬化腹水、肺癰咳喘等。

冬瓜的營養成分

1.葫蘆巴鹼：主要存在於冬瓜瓤中，可抑制體內的糖分轉化為脂肪，有很好的減肥功效。

2.丙醇二酸：含有大量的丙醇二酸，可有效阻礙體內的糖類轉化為脂肪，避免體內脂肪出現堆積，還可消耗掉多餘的脂肪，對防治動脈粥樣硬化、高血壓及減肥都有良好效果，還有很好的美容功效。

3.氨基酸：是最主要的功能性成分之一。冬瓜中富含γ-氨基丁酸和鳥氨酸，精氨酸、谷氨酸、天冬氨酸的含量也較高，且果皮和瓜子

中的含量高於果肉，瓜子中的上述三種氨基酸含量甚至達到了果肉的十餘倍，是人體解除游離氨毒害必不可少的氨基酸，可幫助身體利尿消腫。此外，冬瓜籽所含的瓜氨酸和蛋白質還可潤澤皮膚，對黑色素的形成有很好的抑制作用。

4.油酸：油酸大多數都存在於冬瓜籽中，有抑制體內黑色素沉積的活性，是一種極佳的潤膚美容成分。

🍴 冬瓜健康食譜

冬瓜菠菜羹

材料：羊肉30克，菠菜200克，冬瓜300克，蔥、薑各適量。

做法：冬瓜洗淨，去皮、瓤，切成方塊，菠菜洗淨，切成4公分長段，蔥切段，薑切薄片，羊肉切薄片；炒鍋置火上，投入蔥花，加油燒熱，放羊肉片煸炒，接著加入薑片、蔥段、冬瓜塊、菠菜，翻炒幾下，加鮮湯，煮10分鐘左右，加入味精、醬油、鹽，最後加入太白粉水汁調勻即可。

功效：美味可口，具有減肥健體、補虛消腫的功效，適宜形體肥胖者食用。

冬瓜粥

材料：大米30克，冬瓜60克。

做法：冬瓜連皮帶瓤去除，洗淨切小塊，大米淘洗乾淨，入鍋中加水1公升，先大火煮沸，轉小火慢煮，等到瓜爛米熟粥稠即可。

功效：有減肥、清熱利尿的功效，適用於肺熱咳嗽、水腫、暑熱煩悶等病症，有清熱利尿的功效。

冬瓜湯

材料：冬瓜50克。

　　做法：冬瓜去皮、去瓤，洗淨切片，入鍋加200毫升水，煮10分鐘左右，去冬瓜取湯汁代茶飲。

　　功效：常飲服有消脂利水的功效，適宜水腫、肥胖諸病症。

> **細節提示**
>
> 　　冬瓜中含有豐富的膳食纖維，能有效改善血糖水準，降血糖。膳食纖維還有降低體內膽固醇、防止動脈粥樣硬化、降血脂的功效，它的粗纖維對腸道蠕動有刺激作用，可預防便秘，間接幫助預防直腸癌。

11 大蒜，純天然的抗癌食物

　　大蒜不但可作為調味品，還有防病健身的功效，因此被人們稱譽為「天然抗生素」，它的諸多保健功能使其成為十大最佳營養食品之一。

大蒜的健康功效

　　1.抗癌防癌：可保護肝臟，誘導肝細胞脫毒酶的活性，對亞硝胺致癌物質的合成有很大的阻礙作用，避免出現癌症；大蒜中的硒和鍺等元素也有很好的抗癌和抑制癌瘤的效果。

　　2.調節胰島素：含有豐富的硒，可調節人體中胰島素的合成，糖尿病患者應多食大蒜，對病情有極佳的改善作用。

　　3.預防鉛中毒、延緩衰老：有很強的抗氧化性，常食大蒜可延緩衰老，對鉛中毒有很好的防治功效。

　　4.防止血栓、降低血脂：有明顯降血脂及預防動脈硬化和冠心病

的功效，對血栓的形成有較好的阻礙作用。

5.抗炎滅菌：紫皮大蒜揮發油中含有大量的大蒜辣素，這種物質有極強的滅菌消炎作用，特別是對消化道和上呼吸道感染、隱孢子菌感染、真菌性角膜炎有顯著的功效；大蒜中還含有一種叫做「硫化丙烯」的辣素，它的殺菌能力甚至達到了青黴素的十分之一，對寄生蟲和病原菌都有較好的殺滅作用，有防止傷口感染、預防流感、驅蟲和治療感染性疾病的功效。

6.預防關節炎：大蒜能「破冷風，除風濕」，可抑制風寒濕類關節炎。

7.防止癌腫：大蒜素及其同系物對癌細胞的活性有極大的抑制效果，使其無法正常生長代謝，這樣癌細胞最終就會死亡，且大蒜素可啟動巨噬細胞的吞噬作用，大幅增強人體免疫能力，大蒜素還可阻斷亞硝酸鹽致癌物質的合成，這樣就可防治癌腫。

細節提示

大蒜辛溫，多食生熱，且對身體一些地方有較強的刺激作用，口舌有疾、陰虛火旺者忌食；患有十二指腸潰瘍、胃潰瘍、肝病及陰虛火旺者忌用；正處於治療期間的眼病患者也不能食用，否則會對療效產生很大影響。食用大蒜應該適量，否則容易上火。

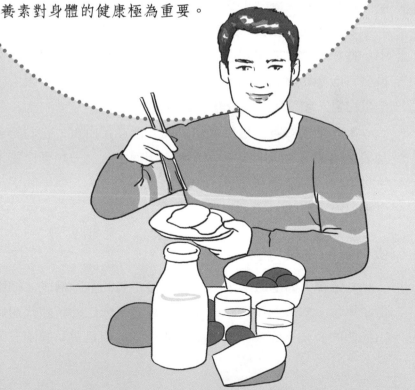

第八章

營養素
——提供男性健康能量

　　水、蛋白質、脂肪、碳水化合物、礦物質、維生素、纖維素為人體所需的七大營養素，其中脂肪中含有飽和與不飽和脂肪酸，礦物質又含有鈣、鐵、鋅等人體所需的微量元素，維生素又包括維生素A、維生素B、維生素C、維生素D等，這七大營養素人體缺一不可，及時補充這七大營養素對身體的健康極為重要。

① 蛋白質，生命的物質基礎

　　蛋白質是生命的物質基礎，缺乏蛋白質生命就無法繼續，所以，蛋白質是與生命及各種形式的生命活動緊密聯繫在一起的物質。我們身體上的每個組織甚至每個細胞都有蛋白質的參與。蛋白質占人體重量的16.3%，若是一個成年人的體重有60公斤，那麼他體內蛋白質的含量就有9.8公斤。

蛋白質的分類

　　1.不完全蛋白質：這類蛋白質無法為人體提供所需的全部必需氨基酸，單純靠它們既不能維持生命，也不能促進生長發育。例如，肉皮中含有的膠原蛋白就屬於不完全蛋白質。

　　2.半完全蛋白質：這類蛋白質雖然含有種類齊全的氨基酸，但其中一些氨基酸的數量過少，它們可維持生命作用，但無法促進身體生長發育，無法滿足人體的需要。例如，小麥中的麥膠蛋白就屬於半完全蛋白質，賴氨酸的含量非常少。

　　3.完全蛋白質：這類蛋白質屬於優質蛋白質，它們所含的必需氨基酸數量充足，種類齊全，彼此比例適當。這一類蛋白質不但可促進生長發育，還能維持人體的健康。蛋、奶、肉、魚中的蛋白質都是完全蛋白質。

蛋白質的生理功能

　　1.修補人體組織：人的身體由數不清的細胞構成，細胞是最小的生命單位，處於永不停息的新生、衰老、死亡的新陳代謝過程中。例如我們的表皮一般20天就需要更新一次，但是胃黏膜兩三天就需要完

全更新，因此一個人若是蛋白質的攝入、吸收、利用都很不錯，那麼皮膚就會顯得很健康；反之，若是經常處在亞健康狀態，身體上受到的外傷無法得到及時修補，身體的衰退也就無法避免。

2.構造人的身體：一切生命的物質基礎都是蛋白質，蛋白質也是人體細胞的重要組成部分，是人體組織修補和更新的主要原料。人體的每個組織，如皮膚、毛髮、骨骼、肌肉、大腦、內臟、神經、血液、內分泌等，都是由蛋白質組成，因此可以說蛋白質構成了人本身。

3.維持各類物質在體內的輸送和人體正常的新陳代謝：載體蛋白對人體的正常生命活動得以維持有著很大的作用，可以在體內運載各種物質。比如脂蛋白可輸送脂肪、血紅蛋白可輸送氧、細胞膜上的受體還有轉運蛋白等。

4.為人體提供熱能，並維持體液的酸鹼平衡。

5.激素的主要原料：可有效調節體內各器官的生理活性。

6.構成人體必需的調節和催化功能的各種酶：人體內有上千種酶，每一種只可以在一種生化反應中發揮作用。酶可幫助身體對食物進行消化吸收和利用，相應的酶充足，反應就會快捷、順利地進行，我們就不易生病、精力充沛；否則，反應就會被阻斷或者變慢。

7.構成神經遞質五羥色氨、乙醯膽鹼等：維持神經系統的正常功能，如記憶、視覺和味覺。

8.膠原蛋白占身體蛋白質的1/3，構成身體骨架，生成結締組織，如韌帶、血管、骨骼等。皮膚的彈性就由它決定，並形成血腦屏障對大腦產生保護作用。

　　富含蛋白質的食物有牲畜的奶，如羊奶、牛奶等；畜肉，如羊、牛、豬肉等；禽肉，如鴨、雞、鵝等；蛋類，如鴨蛋、雞蛋、鵪鶉蛋等；海產類，如蟹、蝦、魚等；還有大豆類，包括黑豆、大青豆和黃豆等，其中營養價值最高的是黃豆；此外像瓜子、芝麻、松子、杏仁、核桃等乾果類的蛋白質含量也很高。一般來說，動物類食物的蛋白質含量都比較高，植物稍差。

2 脂肪，熱量的最大來源

　　脂類是類脂、脂肪、油的總稱，食物中的油脂主要是脂肪和油，一般把常溫下是固體的稱作脂肪，液體的稱作油。脂肪酸分三大類：多不飽和脂肪酸、單不飽和脂肪酸、飽和脂肪酸。脂肪不溶解於水，但可溶解在多數有機溶劑中。

　　脂類也是生物體不可缺少的重要成分，如油脂是人體代謝所需燃料的運輸和貯存形式，磷脂是構成生物膜的重要組分。脂類物質也可為人體提供溶解於其中的脂溶性維生素和必需脂肪酸。有機體表面的脂類物質有防止熱量散發與防止機械損傷等保護作用。脂類作為細胞的表面物質，與細胞識別、組織免疫和種特異性等有密切關係。

脂肪的生理功能

　　1.脂肪是生命的物質基礎，是人體內的三大組成部分（碳水化合物、脂肪、蛋白質）之一。膽固醇、糖脂和磷脂構成細胞膜的類脂層，膽固醇又是合成維生素D$_3$、類固醇激素和膽汁酸的原料。

2.生物體內儲存能量的物質並供給能量。1克脂肪在體內分解成水和二氧化碳並產生9千卡能量，比1克碳水化合物或1克蛋白質高一倍多。

3.提供必需脂肪酸。

4.維持體溫和緩衝外界壓力、保護內臟。皮下脂肪可減少身體熱量散失，防止體溫向外過多散失，維持恆定體溫。對外界熱能傳導到體內也有阻止作用，可使體溫維持在一個正常的水準。內臟器官周圍的脂肪墊對外力衝擊內臟有極佳的緩解效果，可減少內部器官之間的摩擦。

5.增加飽腹感。脂肪往往會在胃腸道內停留很長時間，能增加飽腹感。

6.脂溶性維生素的重要來源。奶油和魚肝油富含維生素A、維生素D，許多植物油富含維生素E，脂肪還可促進身體吸收此類脂溶性維生素。

脂肪與肥胖的關係

不知從什麼時候開始，脂肪的「公眾形象」開始變得負面起來，一聽到「脂肪」，人們馬上聯想到某些慢性疾病的幕後黑手、不健康的飲食、臃腫的身材。脂肪難道真的這麼糟嗎？它和人們避之唯恐不及的肥胖到底有哪些關係呢？

脂肪，俗稱油脂，由氧、氫和碳元素組成，它不但是構成人體必不可少的一部分，也是熱量的主要來源之一。食物中的脂肪在腸胃中消化，吸收後基本上又會變成脂肪存在人體內。它主要分佈在人體皮下組織、腎臟周圍、腸系膜和大網膜等處，體內脂肪的含量常隨能量消耗、營養狀況等因素而變動。

脂肪若是過量的確會導致我們行動不便，且血液中過高的血脂，往往會引發極其可怕的心臟病和高血壓，不過，實際上脂肪對生命有極其重要的作用，正是脂肪這樣的物質在遠古海洋中劃分出界限，才使得細胞有了存在的基礎，依賴於脂類物質組成了細胞膜，將細胞和它周圍的環境分割開來，使生命從一片混沌中脫穎而出，讓生命不斷進化和發展，可以說，沒有脂肪就根本不會有生命。

細節提示

高脂肪的食物有堅果類（芝麻、花生、松仁、核桃、開心果等），還有動物類皮肉（豬油、肥豬肉、植物油、酥油、黃油等）和有些油炸食品、蛋糕、點心、麵食等；低脂肪的食物有水果類（檸檬、蘋果等）、蔬菜類（黃瓜、冬瓜、白蘿蔔、絲瓜、韭菜、苦瓜、辣椒、綠豆芽等）、魚肉、雞肉、木耳、紫菜等。

③ 糖類，讓你活力四射

糖類是在自然界中廣泛分佈且特別重要的有機化合物，糧食中的澱粉、日常食用的蔗糖、人體血液中的葡萄糖、植物體中的纖維素等均屬糖類。糖類是一切生命體維持生命活動所需能量的重要來源之一，植物中最重要的糖是纖維素和澱粉，動物細胞中最重要的糖是糖原。

糖的分類和命名

1.單糖：就是無法被水解為更小分子的糖。

2.多糖：由不止一個的單糖分子或其衍生物縮合而成的高聚物，

又叫做高聚糖。可分為雜多糖和同多糖兩種，由同一類單糖縮合而成的多糖叫做同多糖，如纖維素、澱粉等；由兩種以上單糖或其衍生物縮合形成的多糖叫做雜多糖，如硫酸軟骨素、透明質酸等。

3.結合多糖：糖與其他非糖物質共價結合形成糖綴合物或結合多糖，例如糖蛋白、糖脂、蛋白聚糖等。

4.低聚糖：含有2～10個單糖單位，水解後產生單糖，彼此以糖苷鍵連接。低聚糖又叫做寡糖，自然界以游離狀態存在的低聚糖主要有三糖（如棉子糖、蔗糖、乳糖），二糖（如麥芽糖）。

糖類的生理功效

1.構成身體組織：人體中大多數的生命活動都需要糖的參與，如糖脂是神經組織的重要成分，黏蛋白是結締組織的重要成分，糖蛋白是細胞膜的重要成分。

2.供給能（熱）量：糖的主要功效就是供給能量，中年男性每天至少需要補充6克糖。雖然脂肪每單位比糖產生的熱量多一倍，但飲食中糖含量要遠遠高於脂肪。糖是產生熱量的營養素，它可讓人保持在溫暖的狀態。

3.節約蛋白質：糖廣泛分佈於自然界，有很方便的原料來源。通過糖來供給熱量，可將體內的蛋白質節省下來，讓蛋白質主要用於組織的建造及其再生。

4.保肝解毒：當肝糖原儲備較豐富時，人體對一些細菌的抵抗能力就會大大加強，因此必須保持肝臟附有豐富的糖原，這樣可使肝臟正常的解毒能力大大提高，有效保持肝臟健康。

5.增進食欲：糖不但是一種食物，更是一種配料，可調節食物風味，增進食欲。

6.抗酮效果：脂肪想要在人體內完全氧化，就必須有糖分來供給能量，當體內糖分不足，或者有糖分但無法利用時，比如糖尿病，所需的能量就需由脂肪來供給。脂肪氧化不全，往往會產生一定的酮體，它過分聚積會使血液中鹼度偏低，酸度偏高，從而引起酮性昏迷，因此糖有抗酮效果。

7.增強腸道功能，合成維生素：糖類食物中含有無法被身體所消化吸收的纖維素，這類纖維素可促進腸道蠕動，防治便秘，還可為腸腔內的微生物提供能量，合成維生素B。

細節提示

蔗糖被人食用後會在胃腸中通過轉化酶轉化成果糖和葡萄糖，一部分葡萄糖會隨著血液循環流到全身各處，然後在細胞中分解氧化，最終生成水和二氧化碳並產生能量，為人體的肌肉活動、腦組織功能等提供能量並維持體溫。葡萄糖在血液又叫做血糖，除了提供給細胞利用外，剩餘的部分會被肌肉和肝臟等組織合成糖原儲存起來，需要的時候就會拿出來利用。

④ 水，不可缺少的營養素

生命的源泉就是水，人對水的需要僅次於氧氣，人若是不攝入某一種礦物質或維生素，或許還可繼續活上一段時間或者幾年，但若是缺少水，也許生命就只能延續幾天。

人體細胞最重要的成分就是水，水占成人體重的65%左右。那麼人體含有的水量如此巨大，水分又有哪些作用呢？

水分的重要作用

水在體溫調節上有一定的作用,當人出汗和呼吸時會將一些水分排出,比如炎熱的季節,外界的溫度常常比體溫還要高,人就只有靠出汗將一部分水分蒸發出去,以此來帶走熱量,降低體溫,避免中暑;而在天冷時,因為水貯備熱量有很大的潛力,人體就不會因外界溫度過低而生病。

人的各種生理活動都離不開水,如各種營養物質必須有水才可以溶解,蛋白質和脂肪等要成為懸浮於水中的膠體狀態才可被人體吸收;水在細胞、血管之間川流不息,把營養物質和氧氣運送到組織細胞,並把代謝廢物排出體外,總之人的各種生理活動和新陳代謝都離不開水。

水也是世界上最有治療力量且最廉價的奇藥。電解質水和礦泉水的防病和保健作用眾所周知,主要是因為水中富含對人體有益的成分。當發熱、感冒時,多喝開水可幫助退熱、發汗、沖淡血液裡細菌所產生的毒素,同時,增多小便,使毒素的排出速度更快。

水還是體內的潤滑劑,可滋潤皮膚。皮膚缺水,往往會變得乾燥並缺乏彈性,面容就會顯得蒼老;體內一些漿膜液、關節囊液可使器官之間免於摩擦受損,且可靈活轉動;唾液、眼淚也都是相應器官的潤滑劑。

洗澡前應該喝一杯白開水,因為人在洗澡時出汗的速度會達到平時的兩倍,新陳代謝的速度也會加快,這時喝一杯水可使身體上的每個細胞都吸收到水分,使肌膚變得更加光潤細柔。

大面積燒傷及發生劇烈腹瀉和嘔吐等症狀,及體內大量流失水分時,都必須馬上補充水分,否則病情就會更加嚴重。

睡前也應該喝一杯水。上床之前,不管什麼情況都應該喝一杯

水，這杯水在睡眠時可是有大作用，因為細胞吸水後才可使皮膚變得更加嬌柔細嫩。

國際最新飲用水健康標準

1.水中必須含有適量對健康有益且呈離子狀態的礦物質（鈣、鎂、鉀等含量在100mg/L）。

2.不含有害人體健康的生物性、化學性和物理性污染。

3.應呈弱鹼性（pH為8～9）。

4.水的分子團小，滲透力和溶解力強。

5.水的硬度適度，介於50～200mg/L（以碳酸鈣計）。

6.水中含有碳酸根離子，含有溶解氧（6mg/L左右）。

7.可有效、迅速清除體內各種有害物質和酸性代謝產物。

餐前飲水的六大好處

1.提高免疫力：可對抗細菌侵犯，提高免疫系統活力。

2.提高注意力：可幫助大腦保持活力，將新資訊牢牢存到記憶體中。

3.抗失眠：可幫助擁有更好的睡眠。

4.抗抑鬱：可刺激神經生成抗擊抑鬱的物質。

5.預防疾病：對腦部和心臟血管堵塞有很好的預防效果。

6.抗癌：讓造血系統得以正常運轉，對多種癌症都有預防效果。

每日飲水行程表

6：30 晨起先喝水250毫升，30分鐘後用早餐。

8：30 從起床到辦公室整個過程情緒緊張、時間緊湊，無形中身體

就會脫水，因此到辦公室後要先喝水至少250毫升。

11：00 工作一段時間後必須喝一大杯水，這樣可讓情緒放鬆下來。

12：40 午餐後30分鐘時應該少量飲水。

14：40 這時喝一大杯水可讓頭腦保持清醒。

17：00 下班前再喝杯水，想喝水減重的人應該多喝一些，可使飽腹感增加，這樣晚餐時自然不會暴飲暴食。

22：00 睡前半小時再喝一杯水。

細節提示

很多人覺得水越純越好，其實長期飲用純淨水會導致身體出現營養失調，因為水在淨化過程中會將一些有益於人體健康的微量元素一起帶走，從而導致人體的免疫力下降。還有一種錯誤的看法就是等到口渴時才喝水，這種做法有很大的問題，要知道，口渴說明身體已經缺水，這樣再去喝水無疑是事倍功半。

5 鈣，強身健體的基礎

鈣是一種金屬元素，是身體不可或缺的微量元素之一。鈣是骨骼發育的基本原料，中年男性若是缺鈣，很容易患上骨質疏鬆症。

鈣對人體的作用

1.鈣可促進體內一些酶的活動，使酶更具有活性。

2.調節激素分泌。

3.參與肌肉、神經的活動和神經遞質的釋放。

4.肌肉的收縮活動、細胞黏附、血液凝固也都需要鈣。

5.具有降低心血管通透性、維持酸鹼平衡、控制水腫和炎症、調節心律等作用。

如何正確補鈣？

1.鈣源安全是關鍵：從鈣源看，主要有通過提取、合成等手段獲得的化學類鈣劑（葡萄糖酸鈣、骨鈣、碳酸鈣、氨基酸螯合鈣、磷酸氫鈣等）和牛奶等天然食物鈣劑兩大類。最佳的天然食物鈣質來源是牛奶，從牛奶中提取的鈣質，經過脫水、脫脂、乾燥噴霧後所獲得的一類礦物鹽的結合，其成分包括離子鈣、磷酸鈣、檸檬酸鈣。乳鈣在胃中不需要太多的胃酸參與就可分離呈現離子狀態，進而直接被人體吸收利用，使血鈣平衡得到迅速的調節，使體質得到增強。乳鈣是所有鈣質中利用率最高的食品級鈣補充劑，因為乳鈣中有合理的鈣磷比例（2：1）和適量的蛋白質；同時，因為其生產過程中沒有任何化學工藝和成分，不會給胃腸道造成任何負擔，也成為最佳的補鈣來源。

2.劑型：國際上允許服用的鈣營養強化劑多達四十餘種，劑型主要有固態的粉劑、片劑、膠囊、沖劑及液態的乳劑、水劑等。因為固體鈣必須通過胃酸分解才能從複合物中游離出來，釋放成為一種可溶性離子化狀態，才可被人體吸收，因此大多數固體鈣對腸胃都有一定的損傷，並會引起反胃、產氣等不適。相較而言，液態的鈣因為鈣離子游離方式更直接、簡單，吸收起來方便快捷，且有很高的安全性，更容易被人接受。

3.少量多次分頓服用：根據腸道「低攝入量高吸收，高攝入量低吸收」的特點，服用鈣產品時，應該少量多次食用。食用的最佳時間是兩餐之間，這樣可避免受到食物的干擾。

4.**注重吸收，更注重沉積**：鈣在骨骼中沉積，是鈣在人體內最終的利用表現，但因為傳統的技術困境，對鈣質的研究還只是停留在注重吸收的階段，這樣鈣質在體內很難沉積，往往是補了很多鈣效果卻並不明顯。因此我們在補鈣時不能只專注於補，還需要讓鈣更好地被身體吸收。

日常習慣可補鈣

1.**多做運動**：運動可強烈刺激骨骼，使肌肉互相牽拉，加強新陳代謝和血液循環，推遲骨骼老化，減少鈣質流失，同時也可幫助人體吸收飲食中的鈣質。

2.**多食用鈣質含量高的食物**：如優酪乳、牛奶、乳酪、螺、河蚌、小蝦皮、蝦米、海帶、花生、牡蠣、豆腐、芝麻醬、甘藍菜、青江菜、松子、白菜、花椰菜等。

3.**食用含草酸多的蔬菜先焯水**：食用前應先焯水破壞草酸再烹調，這類食物有花椰菜、甘藍菜、莧菜、菠菜、芥菜、空心菜、竹筍、雪菜等。

4.**多曬太陽**：紫外線可促進體內維生素D的合成，這對鈣質的吸收很有利，要注意，隔著窗戶曬太陽沒有任何作用，應該多在外面散散步。

5.**吃好早餐**：早上人體對鈣的吸收能力最強。

細節提示

骨頭湯內含有豐富的營養物質，尤其是蛋白質對人體健康有很大的益處，但不能單純指望喝骨頭湯來補鈣，因為骨頭湯中含有的鈣質並不多，且可促進鈣質吸收的維生素D也很稀缺，所以

骨頭湯可治療骨質疏鬆的傳言是一種誤導，且骨頭湯中含有大量的骨質脂肪，過量飲用還會造成其他健康問題。

⑥ 鐵，補血好氣色

　　鐵是人體必需的微量元素之一，人體內鐵的含量大約為5克，它是血紅蛋白的重要組成部分，人全身都需要它，這種礦物質主要存在於向肌肉供給氧氣的紅血球中，它還是很多酶及免疫系統化合物的成分，人每天都要從食物中攝取適量的鐵。

　　人體內的鐵3%以肌紅蛋白、72%以血紅蛋白、0.2%以其他化合物形式存在；其餘的則是儲備鐵，以鐵蛋白的形式儲存於骨髓、脾臟和肝臟的網狀內皮系統中，達到了總鐵量的25%。

鐵的生理功能

　　肌紅蛋白是由一個球蛋白鏈和一個血紅素組成，僅於肌肉組織內存在，基本功能是在肌肉中儲存和轉運氧。

　　鐵是血紅蛋白的重要組成部分，血紅蛋白則擔負著向細胞不斷輸送氧氣，並將二氧化碳帶出細胞的巨大責任。血紅蛋白中4個球蛋白鏈結和4個血紅素的結構能提供一種有效機制，即能與氧結合又不會被氧化，在從肺輸送氧到組織的過程中有著極為重要的作用。

　　鐵可幫助促進人體將β-胡蘿蔔素轉化成維生素A、合成膠原與普林、產生抗體、藥物在肝臟的解毒及脂類從血液中轉運等。鐵和身體免疫系統也有很大的關係，鐵能夠使人體免疫力大大提高，增加吞噬細胞和中性白血球的吞噬功能，同時大大增強人體的抗感染能力。

鐵過量的表現

通過各種途徑進入體內的鐵量的增加，會導致鐵在人體內的貯存量越來越多，若是數量超過了一定界限，就會對身體造成危害。體內鐵的貯存過多與多種疾病如肝臟和心臟疾病、某些腫瘤、糖尿病等有一定關係。

鐵貯存的主要部位就是肝臟，鐵過量也常常會累及肝臟，成為鐵過多誘導的損傷的主要靶器官。肝鐵超載會導致肝細胞瘤和肝纖維化，甚至肝硬化。

鐵通過促進蛋白質部分和脂蛋白的脂質過氧化反應、形成氧化LDL、催化自由基的生成等作用，參與動脈粥樣硬化的形成。

鐵過多會增強脂質的過氧化反應，導致抗氧化和氧化系統失衡，對DNA造成直接損傷，誘發突變，與結腸、肝、肺、直腸、膀胱、食道等多種器官的腫瘤有關。

細節提示

鐵是人體的造血元素，每天攝入鐵數量應該達到15毫克，這樣可保持身體健康。含鐵豐富又好吸收的食物有豬血、豬肝、鴨血、芝麻、豆製品、木耳、蘑菇、紫菜、海帶、桂圓等。

7 碘，新陳代謝的功臣

碘是人體所必需的微量元素之一，健康成人的體內一般有20～50毫克的碘，碘對身體健康也有很大的用處。

碘的生理功能

1.垂體激素作用：碘代謝與甲狀腺激素釋放、合成及功能作用會受到垂體前葉TSH的調節，TSH的分泌則會受到甲狀腺激素濃度的回饋影響。

2.促進生物氧化：甲狀腺素可促進三羧酸循環中的生物氧化，協調磷酸化和生物氧化的偶聯，對能量轉換也有很好的調節作用。

3.調節蛋白質合成和分解：當蛋白質攝入不足時，甲狀腺素可幫助身體合成蛋白質；當蛋白質攝入過量時，甲狀腺素就可促進蛋白質分解。

4.促進脂肪和糖代謝：甲狀腺素能加速糖的吸收利用，促進糖原和脂肪分解氧化，調節血清膽固醇和磷脂濃度等。

5.調節水鹽代謝：甲狀腺素可促進組織中水鹽進入血液並順利從腎臟排出體外，缺乏時會導致組織內水鹽滯留，在組織間隙出現富含黏蛋白的組織液，從而引起黏液性水腫。

6.促進維生素的吸收利用：甲狀腺素可幫助身體更有效地吸收煙酸，核黃素合成核黃素腺普林二核苷酸及胡蘿蔔素轉化為維生素A過程都需要甲狀腺素。

7.增強酶的活力：甲狀腺素可使體內一百多種酶變得充滿活性，如鹼性磷酸酶、琥珀酸氧化酶系、細胞色素酶系等，在物質代謝中起重要作用。

碘過量的危害

碘攝入量過低會導致身體出現碘缺乏病，但攝入量過多也會對身體健康產生不利影響，主要有以下幾點：

1.高碘對性功能有不利影響。過量食用碘鹽會大大減少男子的精子

數量，對精子的品質也會產生很大影響。

2.高碘對甲狀腺功能的影響最常見的是高碘性甲亢和碘致甲狀腺腫（IH）。

3.碘過量對智力也有很大的影響，若是碘攝入過量，記憶力就會出現明顯下降。

碘鹽與健康

碘鹽對碘缺乏所造成的疾病有很好的防治效果，堅持食用碘鹽很重要，人體補碘是一個生活化和長期性的過程，正常人應該經常食用碘鹽，最好做到天天食用。

另外，碘鹽的儲存方法必須適當。碘鹽應貯存於陶瓷或玻璃罐中，然後加蓋密封置於低溫陰涼處；同時，碘鹽不可存放時間過長，應該做到隨食隨買。以前的含碘鹽是在食鹽中摻入碘化鉀製成，但因為碘化鉀很容易在空氣中被氧化，這樣碘就會流失，並且價格較貴，因此食鹽中現在都不加碘化鉀，改加碘酸鉀（KIO_3）。碘酸鉀是一種較強的氧化劑，遇光或在空氣中都不會被輕易氧化。

⑧ 鋅，促進食欲、保護視力

鋅是人體必不可少的微量元素之一，雖然在人體內的含量非常少，並且每天的攝入量也比較少，但是鋅對性功能、生殖細胞的生成卻有至關重要的作用。

正常人體的含鋅量為2～3克。大部分組織中都會分佈著極微量的鋅，其中骨骼、肌肉和肝臟中含量較高。鋅是體內數十種酶的主要成

分，鋅還有促進淋巴細胞活動和增殖能力的作用，對維持黏膜和上皮組織正常、防禦病毒、細菌侵入、減少痤瘡等皮膚病變、促進傷口癒合及校正味覺失靈等都有很大的用處。

鋅的生理功用

1.促進味覺：鋅缺乏會影響到味覺系統，引起味覺遲鈍，鋅可通過參加構成含鋅的唾液蛋白來促進味覺。

2.促進食欲：人體若是缺鋅，往往就會缺乏食欲。口服組氨酸會造成人工缺鋅（組氨酸會將體內結合於白蛋白的鋅奪走，並通過尿液排出，引起體內缺鋅），也會導致食欲顯著減退。

3.保護皮膚健康：人體一旦缺鋅，就會出現皮膚乾燥、粗糙等現象，在組織學上可見食道的類角化和上皮角化，這種皮膚創傷很難治癒，即使能治癒，癒合速度也很慢。另外，缺鋅還會使皮膚的易感性增加。

4.促進性功能和性器官正常發育：缺鋅會導致精子數量減少，使性功能大幅下降，但只要及時攝入足量的鋅，這些症狀就能得到緩解。

5.參加免疫功能過程：鋅在保持免疫反應中有重要作用，鋅會參加包括免疫反應細胞在內的細胞複製，並有著極為重要的作用。人一旦缺鋅就會引起胸腺萎縮，脾臟和胸腺重量減輕。人缺鋅時T細胞功能會受損，導致細胞介導免疫改變，降低人體免疫力。缺鋅還會減少免疫細胞的增殖，降低胸腺因數的活性，減少DNA的合成，改變細胞表面受體。所以，人體缺鋅就會降低抵抗力，削弱免疫機制，易受細菌感染。

哪些人需要補鋅？

1.早衰者：若是人體不能得到正常數量鋅的供應，體內細胞功能

就會受到很大影響，人的衰老速度就會加快。具體地說，鋅對糖尿病、未老先衰、高血壓、肝病、心臟病等症有阻止作用；對健康的人來說，適量攝取鋅有延壽防病的功效。

2.素食者：蔬菜內有豐富的纖維，固然會使身體得到很多好處，但一些對健康有重大作用的微量元素在蔬菜中的含量卻極微，鋅就是其中一種。所以，喜歡吃菜的人也應該適時吃一些含鋅的食物，例如家禽、畜肉、乳製品、豆類及海產品等。

3.免疫力差者：鋅在核酸合成中有著重要作用。當體內缺鋅，會使胸腺因數活性降低，胸腺萎縮，免疫功能下降，T細胞功能減退，人體極易受到微生物的感染。

4.視力差者：鋅參與了視黃醇結合蛋白和維生素A的合成，並動員肝臟內的維生素A到血漿中，從而維持維生素A在血漿中的正常含量，對視力有很重要的保護作用，眼球中的鋅可增強夜間視力。

細節提示

一般糧食、水果、蔬菜均含有鋅，平時只要合理安排好飲食，一般不會造成鋅缺乏，食物中含鋅較多的有牡蠣、動物血、肝臟、蛋類、瘦肉、核桃、粗糧、西瓜子、花生等。

⑨ 銅，防癌抗癌的功臣

一般情況下，中年男性的銅攝入量為1.5～3毫克/日，吸收率大概為35％。銅的主要吸收部位是小腸上部、十二指腸和胃，腸吸收是主動吸收過程。

銅作為人體必需的微量元素之一，對於血液、免疫系統和中樞神經，皮膚、頭髮和骨骼組織及腦和心、肝等內臟功能有至關重要的影響。要想讓自己保持在一個健康的狀態，成人每公斤體重每天應攝取銅0.03毫克。

心臟的「衛士」

當人們將心臟病的原因單純歸咎於高膽固醇飲食、脂肪時，卻忽略了另一個重要原因：缺銅。銅會參與人體內多種金屬酶的合成，其中的氧化酶是彈性蛋白形成和構成心臟血管的基質膠原過程中必不可少的物質，而膠原又是將心血管的肌細胞牢固地連接起來的纖維成分，彈性蛋白則具有促使血管壁和心臟保持彈性的功能。所以，人體一旦缺銅，這類酶的合成就會大大減少，心血管就無法維持正常的功能和形態，無疑就會給冠心病開了一道大門。

大腦的「益友」

銅與鐵、鋅等都是大腦神經遞質的重要組成部分，若是銅攝取不足，往往就會導致神經系統失調，阻礙大腦功能。銅缺乏會使腦細胞中的色素氧化活力下降，酶減少，從而反應遲鈍、思維紊亂、記憶衰退，甚至運動失常、步態不穩等。想要大腦健康靈活，絕對無法離開銅這個益友。

癌症的「剋星」

人怕癌症，癌症其實更怕人，主要就是怕銅元素。銅對癌細胞的生長有很大的抑制作用，它可誘導癌細胞「自殺」。因此健康人應該攝取足量的銅，這樣可預防癌症；已經罹癌的人也可多補銅，可緩解

病情,加快康復。

流感的「天敵」

實驗證明,當人體攝入足量的銅,可在侵入人體的流感病毒表面產生很多銅離子,其實就等於給病毒貼上了標籤,讓維生素明白這就是敵人,從而精確目標,一個個消滅。維生素C與病毒表面的銅離子發生作用,就會組成一種含有活性氧離子且可分離的不穩定化合物,促使含有蛋白質的病毒表面出現破裂,然後將病毒置於死地。所以,銅和維生素C可說是防治流感的黃金搭檔。

抗衰老的「高手」

人體衰老的主要原因是身體在新陳代謝過程中會不斷產生代謝廢物──自由基,這就是人體衰老的禍根,也是一些老年疾病的禍根,其中羥自由基的毒性最強,不但會通過脂質過氧化反應對細胞膜造成很大的傷害,還會使細胞核的遺傳物質遭到破壞,導致細胞死亡。此外,還可降低許多重要酶的活性,甚至使活性消失。研究表明,含銅的超氧化物歧化酶、金屬硫蛋白等具有較強的清掃此種代謝廢物的功能,能有效保護人體細胞,因此說銅是抗擊衰老的「高手」。

造血的「助手」

鐵是人體造血的功臣之一,但鐵想要發揮作用就必須得到銅的幫忙。奧妙在於血紅蛋白中的鐵是三價鐵離子,但食物中的鐵只是二價鐵離子,二價鐵離子想要轉化成三價鐵離子,必須得到含銅的活性物質──血漿銅藍蛋白的氧化作用,若是人體內缺乏這種物質,補再多鐵也沒用。

銅是人體必需的微量元素，它在人體內主要以銅酶的形式對機體的一系列活動產生影響，所以要多吃含銅豐富的食物，如蛋黃、魚、核桃、豆類、葵花子、花生、蘑菇、芝麻、杏仁、菠菜、稻米、茄子、牛奶、小麥等。

⑩ 鉻，增強你的免疫能力

雖然正常人體內一般只含有鉻6～7毫克，但是它對人體卻有很大的作用。每公斤體重只需要1微克的鉻，就可顯示出它所擁有的生物功能。鉻廣泛分佈於體內各個器官、體液和組織中，且在糖及脂肪的代謝中有著重要作用。

儘管人體對鉻的需要量很少，但是缺鉻的問題卻很嚴重，因為人體對鉻的攝取主要通過飲食，但如今精細的食物加工使其中的鉻大量流失，導致鉻攝入不足。

鉻的生理作用

1.調節脂肪代謝：鉻可顯著降低人體血清中甘油三酯和膽固醇的水準。另外，鉻的添加可使低血漿中總脂含量得到有效降低，使高密度膽固醇上升，高密度膽固醇（HDL）與總脂比例上升。補鉻可通過兩個機制調節脂類代謝，一是日常生活中補鉻可使胰島素活性得到有效提高，對脂類代謝有很好的調節作用，這樣可使機體血脂狀況得到有效改善；其二，鉻可加強卵磷脂膽固醇醯基轉移酶和脂蛋白酶活

性，這兩種酶參與HDL的合成，若是身體缺鉻，卵磷脂膽固醇醯基轉移酶和脂蛋白酶的活性就會下降，使HDL合成減少。

2.參與糖的代謝：葡萄糖耐受因數（GTF）可使胰島素的功能得到有效增強，此外，若是身體內的胰島素釋放不足，會增強胰島素接受因數酪氨酸激酶的活性，這樣就會啟動磷酸化酪氨酸磷酸酶。

3.與礦物質代謝的關係：鉻與鎂協同起來可促進糖類轉化；錳與鉻在調節糖代謝方面有互相促進的作用；鉻可降低釩對人體的毒性，還可使人體對釩的吸收及腸道中釩的含量大大降低；對身體的鈣磷代謝也有很大的好處。

4.對蛋白質代謝的影響：鉻對核酸及蛋白質代謝的作用主要是促進氨基酸進入細胞，這樣可使蛋白質的合成能力得到提高，並參與核酸的完善和穩定。這是因為鉻可通過加強胰島素的功能，促進胰島素與其特異受體結合，增加細胞對血液中氨基酸和葡萄糖的攝入量，在類胰島素生長因數及生長激素的參與下合成蛋白質，促使肌肉組織發育、生長。

5.對抗應激，提高免疫功能：應激會增加血清皮質激素的含量，皮質激素對免疫系統有一定的抑制作用。補鉻能使生長肉牛血清皮質醇水準大大降低，使機體的免疫水準大大提高，並有促進、啟動免疫系統的功能。鉻在某些特殊免疫反應中還有著調節免疫因數的作用，通過對免疫反應的調節來使機體的適應性和抗病力得到增強。

鉻過量的危害

鉻的價態不同，而人體對鉻吸收的效率也不同，胃腸道對三價鉻的吸收要低於六價鉻，六價鉻在胃腸道酸性條件下可被還原為三價鉻，大量攝入鉻會造成體內鉻明顯蓄積。

鉻中毒主要是指六價鉻，因為侵入的途徑不同，就會有不同的過量症狀。飲用被含鉻工業廢水污染的水，可致腹瀉及腹部不適等中毒症狀；鉻為皮膚變態反應原，引起濕疹或過敏性皮炎，濕疹的特徵為錢幣狀，多呈小塊，以亞急性表現為主，呈浸潤、紅斑、脫屑、滲出、病程長，久而不癒；由呼吸進入，對呼吸道有腐蝕和刺激作用，引起支氣管炎、咽炎、鼻炎，嚴重時會導致鼻中隔糜爛，甚至穿孔。鉻過量還會引起癌症。

細節提示

鉻對人體內膽固醇的生物合成有抑制作用，會降低血清三醯甘油和總膽固醇含量，並升高高密度脂蛋白膽固醇含量。含鉻較多的食物有黑胡椒、食用菌類、牛肉、玉米、糙米、粗麵粉、小米、葡萄汁、紅糖等。中年男性缺鉻易患動脈粥樣硬化和糖尿病，因此要注意適量補鉻。

第九章

和諧性愛
——飲食營養塑造陽剛男性

　　男性過了40歲，身體一日比一日差，這些本是常理，無可避免，但是不健康的生活習慣卻導致衰退速度不斷加快，尤其是性能力更是一落千丈。面對這種現象，男性總是很無奈，將希望寄託保健品，殊不知，保健品不一定人人適宜，用不好還會適得其反。其實壯陽只要在生活中加強對飲食的注意就可輕鬆做到。

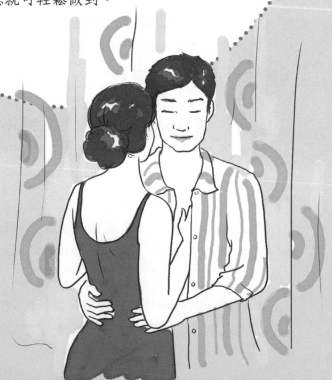

① 助「性」食物與敗「性」食品

男性經常會因為性功能失調而煩惱不已，其實小黃瓜就很適用於調濕熱與肝鬱所導致的性功能失調，因此當你出現因為濕熱或者肝鬱而引起的性功能失調時，可多吃點小黃瓜。

吃素的男性現在已受到醫學界的警告：低蛋白質的飲食會極大地影響性欲。攝入蛋白質不足，睪丸激素的分泌量就會大大降低，性功能也就會衰退。

助「性」食物

1.鮭魚：蛋白質含量高，可增加體內荷爾蒙。

2.韭菜：可理氣降逆，活血散瘀，溫腎助陽，別名叫做「壯陽草」，和少量酒一起服用效果更佳。

3.人參：含有大量植物性荷爾蒙可使固酮含量大大提升，增加性活動頻率和精子的製造量。

4.生蠔：所含的鋅對男性荷爾蒙的合成有促進作用，能維持前列腺正常運作。想要保留蠔內的鋅，生吃是最佳方法。

5.紅酒：內含的肉豆蔻有幻覺劑的功效。

6.巧克力：含有一種名為pea的化學物質，興奮作用很明顯，可使壓力大大降低，這樣性趣就會大幅度提高。

7.肉桂：可促進血液循環，讓身心放鬆，雖然不能實質提高性欲，卻有助長心理層面的作用，配與營養豐富的乳酪，可讓情趣大大增加。

8.當歸：含有天然的植物性荷爾蒙，對因內分泌失調引起的症狀有良好的緩解作用，還可補血，能讓人性趣盎然、氣血順暢。

9.**雞蛋**：可讓人做愛後損失的元氣得到良好的恢復。雞蛋性平，味甘，含脂肪、蛋白質、鐵、鈣、鋅、磷及多種維生素，能補血、養心安神、滋陰潤燥。蛋黃中的鋅可養腎益陰，補中益氣。

10.**羅勒**：古羅馬人經常用羅勒做菜作為催情藥，它強烈的氣味對催情很有益。

另外，大蔥、大蒜、洋蔥，這些看上去氣味很嗆的食物可對中樞進行有效刺激，強精效果非常明顯。取半個洋蔥切碎，與蛋黃拌在一起，然後淋上醬油澆在熱飯上一起食用，就是一個很不錯的「強精食品」。還有果仁類，如芝麻、小麥、核桃仁、葵花子、松子仁、花生、杏仁等中含有一種可促使男性體內分泌出性激素的物質。大棗與核桃的功效更為突出，可補血、健腎、潤肺、益胃等。

敗「性」食品

1.**菱角**：性味甘寒，可除煩清熱，降低男性欲火。

2.**冬瓜**：富含尼克酸、粗纖維等，常食冬瓜會降欲火。

3.**芹菜**：對精子的生成有強烈的抑制效果，使精子的數量下降，出現陽痿不舉。

4.**竹筍**：草酸含量豐富，會阻礙人體對鋅、鈣的吸收利用，缺鋅會使性能力降低。

5.**煙草**：男性過多吸煙就會阻礙陰莖的血液循環，對陰莖的正常勃起造成影響。

6.**酒精**：會導致男性陽痿、性欲減退、睪丸萎縮、射精障礙。

7.**魚翅**：含有大量水銀或其他重金屬，過量食用會導致男性不育。

8.**胡蘿蔔**：過量食用會影響性能力。

經常吃海鮮的男性，體內的水銀含量是吃海鮮較少男性的4倍以上，因此海鮮的食用應有所節制，不可過量，否則會對精子的數量和品質有所影響，造成性功能障礙等疾病。

② 哪些食物會倒陽？

美國媒體評出「另類諾貝爾獎」，其中化學獎被「可樂殺精」這一理論的發明者獲得。可樂中含有一種物質對精子有很大的殺傷作用，若是過量飲用會導致精子的數量和品質大幅降低。

其實除了可樂之外，還有很多生活中常見的食物都有殺精作用。它們也許用美妙的味道欺騙了你的味覺，在你身邊潛伏了很多年，這些食物有哪些呢？

1.啤酒：若是你的腎臟已經患上了某種疾病，並且飲用啤酒又毫無限制，就會導致尿酸沉積而阻塞腎小管，造成腎臟衰竭。

2.炸雞：油炸澱粉類和燒烤中含有致癌毒物丙烯醯胺，可導致男性少精。另外，農藥殘留、重金屬鎘均會對精子產生毒性。少弱精症患者精子活力下降、數量減少，和鋅缺乏有密切關係。所以，多吃蝦皮、牡蠣、紫菜、動物肝臟、豆類、花生、芝麻等富含鋅的食物，可保證自己「精」力充沛。

3.咖啡：咖啡能提神是因為它含有咖啡因，咖啡因對人的交感神經有很大的刺激作用。交感神經對人日間所有活動都有掌控作用，它受到刺激人就會活力倍增，精神振奮，而副交感神經專司人夜間勃

起、生理等與性相關的活動，它與交感神經屬表裡關係。若是交感神經活動過於激烈，那麼副交感神經的活動就會受到很大程度的壓制，性欲就會大大降低。因此平常感情起伏較大，交感神經容易興奮的人，進行性生活之前最好不要喝咖啡因含量高的飲料，避免副交感神經受到壓迫，使性欲降低。

4.豬腰：很多男性對動物內臟都很感興趣，而「腰子」更是受到大多數男性的喜愛，有句話說「以形補形」，但「腰子」例外，此類食物吃多了不但對身體沒有好處，還會促使不育症出現。

5.奶茶：目前市面上的珍珠奶茶多是用色素、奶精、香精和自來水及木薯粉（指奶茶中珍珠）製成，而氫化植物油是奶精的主要成分，屬於反式脂肪酸。反式脂肪酸會使男性荷爾蒙的分泌量大大降低，使精子活躍性受到很大的負面影響，導致精子在身體內反應過程中斷。奶油蛋糕、甜甜圈、薯片等均含有不等量反式脂肪酸，還是少吃為宜。

細節提示

經常熬夜的男性因為違背生理規律，且超負荷的使用身體，很容易疲勞，性能力自然就會受到很大的影響。這樣的男性早餐要營養充分，以保證旺盛的精力；中餐應該吃一些富含蛋白質的食物，如牛肉、瘦豬肉、動物內臟、羊肉等；晚餐宜清淡，多吃富含維生素的食物，比如各類新鮮蔬菜，飯後可吃一些新鮮水果。

③ 增強性能力的飲食秘方

飲食與性能力有著極為密切的關係，如果飲食科學合理，可在一定程度上達到補腎、壯陽和強精等功效，對性行為、性反應、性欲都會產生有利的影響。

增強性能力的食物來源

1.含維生素B₃豐富的食物：維生素B₃可使皮膚的血管擴張充血，使性生活的品質得到提高，魚、火雞、大麥、芝麻、蝦、瘦肉等都含有這一成分。

2.含芸香薔、維生素B豐富的食物：芸香薔和維生素B可增進獲得較多的性高潮，蘑菇、花生、雞蛋、豌豆、葡萄、熟麥片、花椰菜、胡椒及櫻桃等含有這些成分。

3.含鋅豐富的食物：鋅的攝取最重要，它是脫氫睾固酮合成的主要原料，對性行為很有益，其中魚貝類含鋅最多，如鯡魚、牡蠣、蚵等；經常喝咖啡會降低體內鋅的含量，因此，保持精力還是少喝咖啡為宜。

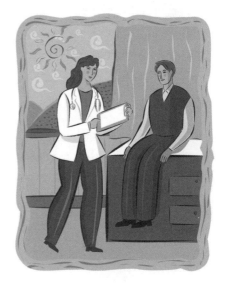

4.促進睾丸激素分泌的食物：男性到了中年以後若是營養不足，荷爾蒙的分泌就會受到很大程度的影響，降低性生活品質，而維生素B、維生素C和睾丸激素、雌激素的分泌量有關，可由菠菜、香蕉、甘薯、栗子等獲取。

5.含豐富蛋白質的食物：長期素食會大大降低性欲，因此，補充優質蛋白質，如瘦肉、鮮牛奶，雞蛋等，可使性欲大大提高。

6.含豐富維生素E的食物：鈣、維生素E、人參、鋅都可使性欲大大提高，富含維生素E的食物有胡桃、番茄、胡蘿蔔、雞蛋等，這些食物可使荷爾蒙的分泌量增加，增加反應及感受的能力。

兼顧性能力和營養的飲食秘方

主食五份，副食A含植物性蛋白者一、副食B含動物性蛋白者一，海藻、蔬菜者三，這就是極為著名的「五、一、一、三」營養攝取標準量，可說是兼顧性能力和營養的飲食原則。

🍴 男性補益食譜

木瓜海帶烏雞湯

材料：海帶50克，木瓜半個，黨參2支，烏雞半隻。

做法：烏雞剁成小塊，海帶洗淨切塊，木瓜除子去皮，所有材料置鍋內加水文火慢燉，2小時後出鍋，加4克食鹽。

功效：烏雞滋補肝腎，海帶、木瓜理氣散結，黨參補氣以助木瓜理氣之功。

山藥枸杞湯

材料：乾蓮子肉20粒，鮮山藥200克，銀耳6朵，枸杞20克，少量冰糖。

做法：鮮山藥去皮，切段，和其餘配料一起置於無油的砂鍋中，加清水浸泡，用文火慢燉2小時，湯液黏稠即可起鍋。

功效：銀耳、枸杞滋陰補腎，蓮子、山藥益氣健脾，這道甜品針對陰陽兩虛的症狀尤為適合。

市售的「壯陽藥」多數只是商家為了賺錢而兜售的無用保健品，吃多了還可能對身體產生危害，因此，中年男性想提升性能力，不如採用簡便又實用的食補法。

4 適量性愛讓男性更健康

中年男性想要身體健康，穩定、良好、適量的性愛很重要。性愛可緩解身心疲勞，讓睡眠更加舒適，性愛還可使心率得到提升，燃燒卡路里，這些對身體內的血液循環很有益處，而除了這些，性愛還有哪些好處呢？

1.預防癌症：定期射精可大幅降低男性患上前列腺癌的機率，無論是自慰射精還是通過性交射精，對前列腺都有良好的清理作用，避免出現前列腺疾病。

2.力量練習：除了燃燒卡路里，性交對睪丸激素的生成也有極大的促進作用，且能強化肌肉和骨骼。睪丸激素還有助於保持健康的所需營養、情緒狀態、能量水準及性欲，因此性交可讓男性保持性欲旺盛。睪丸激素減少就會產生一系列男性經常出現的不良症狀，如情緒消極、疲勞乏力和性欲減退等。

3.減輕壓力：性交不但可使血壓降低，且對精神壓力有很好的緩解作用。研究發現，在壓力狀態下，性交後的被測人員其血壓水準比沒有進行性交的人上升幅度更小，且性交可讓身體釋放出更多讓人愉悅的安多芬，這種荷爾蒙對焦慮有極佳的緩解功效。

4.有利於心血管健康：每個星期進行三次性生活，可使男性患腦

卒中和心臟病的機率降低一半，所以說性交對心腦血管有全面的積極影響。

5.增加親密：人體達到高潮之前身體會釋放出大量的安多芬，且會產生一種叫做後葉催產素的荷爾蒙，也就是人們常說的「愛情荷爾蒙」，其水準會達到正常水準的五倍。後葉催產素可讓人變得更加寬容，它就像是大腦中的神經傳遞素，讓夫妻的感情更加親密。

6.增強免疫力：性交可使免疫球蛋白A的水準大大提高，使流感的免疫能力增強。

7.改善睡眠：性交後肌肉會從緊張突然放鬆，人體會感覺有些疲勞，這樣就會變得更加容易入睡。高品質的睡眠不但可使體重維持在健康水準，還可降低血壓。

8.減輕痛苦：高潮後，安多芬、血清素和後葉催產素荷爾蒙的產生對因關節炎或頭痛引起的痛苦有極大的緩解作用。因此，在你被頸痛或壓力所致的頭痛困擾時，不妨將止痛藥扔到一邊，來一場性愛吧。

細節提示

定期性交是家庭幸福和保持身心健康的重要條件，許多患有癌症、高血壓和糖尿病的男性會伴發有勃起障礙，這經常會讓他們無比鬱悶，其實，性能力的恢復並不難，只要合理調節飲食，上面那些好處你都可以享受到。

⑤ 微量元素和性能力的關係

　　微量元素與男性生殖系統疾病、性激素分泌、性功能等有密切的關係，研究發現，銅、鋅、鐵、錳、鉛等元素的變化和男性不育有很大的關係。

鋅元素與性能力的關係

　　鋅是目前人們最為熟悉的微量元素之一，是人體中一百多種酶的「得力助手」，若是缺鋅，很多酶應有的作用就無法得到發揮。鋅與生殖系統的代謝活動有極為密切的關係，特別是和生殖器官的多種脫氫酶活性密切相關，當鋅過少或過多時身體都會出現疾病。鋅在人體的含量極少，一般只有3克，雖然如此，它的作用卻是其他任何物質都無法代替的。

　　正常男性每毫升精液中約含有140微克的鋅，這一含量比血漿中的鋅含量要高出近一百倍。當精液中鋅含量較高時，性能力會大幅增強，若是鋅含量缺乏，性能力自然會受到影響。鋅對男性生育的影響，主要表現在以下幾個方面：

　　1.鋅影響精子密度：鋅與精子密度的高低呈正相關，精子密度低下的男性不育患者，鋅含量一般都偏低。男性應該根據實際需要對鋅進行補充，以增加精子的密度，鋅的增加會使精子的總數不斷增加，對不育症有很好的療效。

　　2.鋅影響精子活力：男性生育的關鍵就是精子是否具有活力，精子一旦失去活力，數量即使再多也不會生育。精子活力低下患者精漿中每毫升的鋅含量為70.31 ± 25.28微克，精子活力正常的男性精漿中每毫升鋅含量則為87.58 ± 59.88微克，差異很明顯。鋅還直接參與精子的

生成、成熟、啟動、獲能，所以男性應該及時補充鋅。

精液中的銅對精子品質的影響

銅是人體中某些酶的活性成分，它對精子的影響和鋅有很大不同。銅在體內的含量和精子的活力呈負相關，也就是說，體內銅的含量越高，精子的活力就越低，運動速度就會越慢，銅對精子沒有任何益處。

銅濃度增高不但對精子的生理功能造成不利影響，還會通過干擾垂體內分泌腺的分泌功能，使男性生育功能受到極大影響。銅對精子的影響是多方面的，銅還會抑制精子的呼吸過程，致使精子存活率降低、活力下降，這樣絕大多數精子都會成為「殘兵敗將」，失去穿卵受精能力和直線運動的能力。

鉛對精液品質的影響

鉛對精液的危害極為明顯，它的主要影響是降低精子存活率和破壞精子活力，使一些本來正常的精子「無精打采」，失去「戰鬥力」，並導致畸形精子的數量大大增加。

細節提示

富含鋅的食物，如動物肝臟、牡蠣、魚、花生、奶、蛋、水果及肉類等，想要增強性功能的中年男性，可適當多吃這些食物。

⑥ 一周壯陽的奇妙食譜

食療是個緩慢的過程，不能急於求成，但不表示不能在短時間內增強男性性功能。壯陽食譜對於因身體虛弱而造成的性功能減退者有極佳療效，不但美味可口，且經濟實惠，營養豐富。以下是奇妙的一周壯陽食譜：

星期一：天然「威而鋼」——韭菜

在中醫裡，韭菜有個極為霸氣的名號叫做「壯陽草」，具有補肝腎、暖腰膝、壯陽固精、活血散瘀、理氣降逆等功效。

推薦：以韭菜為主料做成韭菜炒肉等，或以韭菜為主料做包子、包餃子等。家常可韭菜炒雞蛋，做法如下：100克新鮮韭菜，洗淨切碎，雞蛋3顆，打散後和切碎的韭菜拌勻，用食鹽、油同炒至熟佐食，有溫中養血、溫腎暖腰膝的功效。

星期二：自古就有——羊肉壯陽

羊肉不但營養豐富，且壯陽效果很突出，是壯體、強身、溫補的肉類上品。

推薦：羊肉是寒冷天氣的常見菜，屬熱性，本身就有極佳的壯陽效果，杜仲則是補腎良藥，可緩解疲倦遺精、腰膝酸軟的症狀。取250克羊肉配合20克杜仲做成「蜜月菜」進補，一般先將杜仲煎成藥湯，再將藥汁放入燉羊肉中。

星期三：壯陽有功——小小豆腐

豆腐和中，生津潤燥，和其他食物搭配食用，有養陰益血、補腎壯陽的功效，是滋補強壯的佳品，適用於小便頻數、陽痿遺精、身體羸弱等症。豆腐也是中年男性的保健滋補膳食，可用豆腐做成各式「豆腐菜」，如雪裡紅燉豆腐、黃豆芽燉豆腐、五香豆腐、麻辣豆腐等。

推薦：豆腐300克，海參400克，牛奶150克，蛋清6個，青菜心3棵，冬菇片15克，熟雞肉片25克，火腿片20克，蔥薑汁、料酒、味精、澱粉、豬油、肉湯各適量。豆腐加牛奶、蛋清、味精、鹽拌勻，蒸半個小時；將海參切片，沸水焯一下；鍋內放入豬油，下料酒、海參、鹽、蔥薑汁、肉湯、味精燒開，燜入味後，加冬菇片、火腿片、青菜心、熟雞肉片燉片刻，澱粉勾芡，起鍋裝盤，海參置盤中間，再將豆腐擺海參周圍，佐餐食用。有滋陰養血、補腎壯陽的功效。

星期四：男蝦女蟹——蝦

蝦營養豐富，微量元素（鋅、磷、鐵、鈣等）、氨基酸和脂肪含量甚多，還含有荷爾蒙，有助補腎壯陽。

推薦：蝦600克，紹酒適量。將蝦洗淨，頭鬚剪去，肚腸除淨。再將紹酒與蝦一同煮2分鐘，根據喜好加入適量調味品。浸泡1小時後即可食用。主治陽痿、腎虛、性功能減退等症。

星期五：海中雞蛋——淡菜

淡菜含豐富的碘、蛋白質、鋅、B族維生素、磷、鈣、鐵等，能益精血、補肝腎，對各種虛勞之症都很有療效，性溫，味鹹，有益氣補虛、溫腎固精的功效，適用於男子性功能障礙、陽痿、遺精、消渴、房勞等症，常食有強身健體的功效。

推薦：淡菜50克、皮蛋1個、味精、鹽、白米各適量。白米、淡菜、皮蛋共煮粥，加味精、鹽調味即可。益精血，補益肝腎，降火，除煩。

星期六：河中的牛奶——牡蠣

牡蠣，又名蠔，既是食物，也可藥用，含豐富的鋅及優質蛋白質、磷、鐵、鈣、糖類等多種營養素，味鹹、性微寒。

推薦：60克鮮牡蠣肉洗淨，切小片；紫菜洗淨置大碗內，加牡蠣

肉片、清湯、細薑絲、蔥花，放入蒸鍋蒸半個小時，取出加入味精、鹽、紹酒、胡椒粉調勻。

星期日：鮮活水產──魚類

體內缺鋅的男性，精子的數量和品質都會大幅下降，性能力自然就會受到影響。而魚類是滋養性欲的佳品，含有大量的鋅和磷等，有「夫妻性和諧素」之說。

推薦：大蔥50克，黃鱔2條（約250克）。黃鱔宰殺，取其肉，加鹽清洗後用開水沖洗乾淨，切成片，加醬油、薑汁、料酒，醃半個小時，放入由薑、蒜爆香的油鍋中，炒透，加水煮熟，加味精、鹽，入味後淋上麻油，撒上蔥花即可。益氣血，補肝腎，強筋骨，祛風濕，可治陽痿等症。

⑦ 性生活後適合吃些什麼？

性愛其實是一項需要耗費體力的活動，不僅會消耗很多熱量，傷神、勞力、勞心，對身體內各器官也會有不小的損耗。在激烈的性愛過後，男性應該食用一些滋補食物，讓精力得以恢復。

性生活經常會大汗淋漓，中醫稱之為「泄」。有些人還伴有心慌氣短、四肢發冷，並伴有周身乏力、關節酸疼、咽喉乾燥等，這是因為傷陰傷陽，陽氣外泄所致，中年男性最為常見。遇上這類情況就需要補充一些補氣補血的食物，如蓮子、桂圓、大棗、鴿、雞等食物，煲湯飲用，可澀汗固精，補氣滋陰。

適宜性生活後吃的食物

1.鱉：鱉是補血滋陰之物，更兼具軟堅散結之效。藥書所載，鱉「入肝經、益血氣、強肝補腎，可補腎陰之不足」。

2.泥鰍：泥鰍富含脂肪、優質蛋白質、磷、鐵、鈣、維生素A、維生素B_1和維生素B_3等營養物質，性平，味甘，有養腎生精、補中益氣之效，可有效調節性能力。泥鰍中含有一種很特別的蛋白質，可提高精子的數量和品質，男性多吃泥鰍可滋補強身。

3.雞蛋：雞蛋是人體性功效的營養載體，可幫助人體恢復因性愛流失的元氣。不論國外還是國內，雞蛋都作為一種性愛補品被廣泛使用。

房事勞傷的治療

房事勞傷是性生活過度，原因有：思欲太過而手淫失度；體力不支時強力行房；房事過度頻繁。中醫認為，神、氣、精為人身三寶，其中神為主導、氣是動力、精是基礎，三者可相互轉化。倘若色欲過度就會對腎精有所損傷，精傷則氣餒，氣餒則神散。而精嚴重耗傷，神、氣就會無所依附，那麼精、氣、神就會同時遭受傷害，大病也就會出現。那要如何通過食物治療呢？蔥燉豬蹄就是個很好的選擇。將大蔥150克、豬蹄兩個分別清洗乾淨，備用；把大蔥和豬蹄一起置鍋內，加入適量食鹽、水；先用旺火煮沸，加入味精、醬油、料酒等調味，然後用文火燉爛即可。

> **細節提示**
>
> 少量飲酒對人體有一定的好處，但若長期過量飲酒不但會對胃黏膜、口腔、心血管、肝臟、肺、呼吸道、視力、神經、大腦等造成損害，還會對性功能產生抑制作用，導致遺精、早洩、陽痿等。

⑧ 阿膠，不只是女性的專利

　　阿膠是女性進補的珍品，但使用阿膠並非女性的「專利」，實際上，男性使用阿膠的好處並不比女性少。

　　單從男性最常見的前列腺炎、不育、早洩、陽痿來說，這些疾病基本上都是因為腎陽或腎陰不足所導致。因此在治療上也應該以補腎為主，用阿膠搭配其他藥物補益腎陽、腎陰，有極佳療效，以下各舉一方來說明阿膠的功效。

阿膠治療早洩

　　野山參3克，阿膠10克，山萸肉15克，熟地30克，遠志12克，蓮鬚6克，五味子12克，適量黃酒。

　　先將阿膠置杯中，加入黃酒，再將杯子置鍋內，隔水燉烊阿膠。將野山參研磨成粉末，過篩備用，然後把其他藥物同放於砂鍋中，加水浸1小時，煎取汁，連煎2次，將2次藥汁混合，對入烊化的阿膠漿。

阿膠治療陽痿

　　紫河車10克，阿膠15克，黃柏20克，高麗參10克，懷牛膝6克，金櫻子20克，當歸20克，適量黃酒。

　　先把阿膠放在杯內，加入黃酒，再將杯子置鍋中，隔水燉烊阿膠。將高麗參、紫河車等一起放入砂鍋內，加水浸2小時，煎服汁，連煎2次，合併2次煎汁，加入阿膠漿。每日1劑，分2次於空腹時溫服。

阿膠治療前列腺炎

　　薏米15克，阿膠10克，枸杞15克，生地15克，黃柏10克，茯苓15

克，桃仁10克，石葦10克，赤小豆30克，三七3克。

先將阿膠置杯內，加入沸水，再將杯子置鍋內，隔水燉，邊燉邊攪動，直至阿膠完全烊化。將枸杞、生地等一起置砂鍋內，加水浸1小時，煎取汁，連煎2次，合併2次煎汁，加入烊化的阿膠漿。每天1劑，分2次於空腹時溫服。

阿膠治療不育

鹿角膠80克，阿膠80克，雄蠶蛾80克，龜板膠80克，菟絲子80克，枸杞子80克，紫河車100克，肉蓯蓉80克，韭菜籽30克，淫羊藿30克，雞胚10個，覆盆子30克，蜂蜜適量，黃酒適量。

受精鮮雞蛋孵化14日後就會成為雞胚，將其烘乾去殼，研為細末。將龜板膠、鹿角膠、阿膠搗碎，加黃酒燉烊，然後把其餘各藥加工成粉末，過篩。加500毫升水於鍋中，放入烊化的3種膠劑，然後加入其餘各種粉末後攪勻，加蜂蜜適量製成蜜丸，晾乾後用蠟紙包封備用。每次6克，每日3次，在空腹時溫水送服。此方可增加精子活力、提高精子品質、降低精子畸形機率。

細節提示

羊、牛的睾丸富含雄性激素，民間常用於壯陽，可治療早洩、陽痿等性功能障礙。但是膽固醇含量較高，會加重動脈粥樣硬化，因此中年男性，尤其是患有冠心病、高血壓的人不宜食用，患有前列腺肥大、膽石症者也不宜食用。

⑨ 助性佳品，韭菜

　　韭菜有補腎益陽、溫中下氣等功效，中醫稱之為「壯陽草」，常吃有極佳的壯陽效果，以下就來看看小小韭菜的神奇功效吧！

常見的韭菜藥膳

　　1.韭菜炒鮮蝦：鮮蝦、韭菜共炒，有益精壯陽、健胃補虛的功效，適用於陽痿遺尿、盜汗遺精。

　　2.韭菜粥：白米、蜆肉、韭菜適量，加水以常法煮粥，有溫中下氣、補腎壯陽、散血解毒、開胃提神的作用，對治療腰膝酸痛、陽痿陰冷等有良效。

　　3.韭菜炒雞蛋：雞蛋可補充人體所需的蛋白成分；韭菜溫補肝腎，助陽固精。兩者相配，有豐富的營養和食療價值。

　　4.韭菜炒羊肝：韭菜加生薑、羊肝烹製而成，有補肝明目、溫腎固精的功效，對陽痿遺精有效，和藥物搭配效果更好。

不可與韭菜同食的食物

　　1.韭菜和牛肉不可同食。兩者相克，同食容易中毒。

　　2.韭菜和白酒不可同食。白酒性辛熱，可擴張血管，促進血液循環；韭菜性辛溫，溫補壯陽，兩者同食對一些大病初癒的人來說簡直是火上澆油，因此同食不可取。

　　3.韭菜和蜂蜜不可同食。很容易導致心痛。

　　4.韭菜和菠菜不可同食。兩者同食有滑腸作用，容易腹瀉。

韭菜雖好，但不可食用過多

《本草綱目》記載：「韭菜多食則神昏目暗，酒後尤忌。」韭菜性偏熱，吃多了很容易上火，所以陰虛火旺者儘量不要過量食用。韭菜的粗纖維較多，消化吸收比較困難，因此過量食用不可取，否則很容易出現腹瀉。每頓的攝入量不要超過200克。夏季也儘量少食用，因為夏季天氣炎熱，腸胃蠕動功能降低，多吃會引起腹瀉或胃腸不適。另外，韭菜雖有強精作用，但過量食用會流眼屎、敗腎，最好不要天天食用。

細節提示

中醫講究「春夏養陽」。因為春天氣候變化異常，陽氣需要得到保護，所以應該多吃一些蔥、薑、韭菜等溫性食品，韭菜尤其是養陽的佳蔬良藥，可散寒祛陰；春天補肝是關鍵，這時多吃韭菜可使人體脾胃之氣得到增強，對肝功能也有益，因此韭菜儘量在春季食用。

⑩ 腎虛者應該多吃的食物

腎氣充足，則體健神旺；腎氣虧虛，則會引起全身各個系統的功能問題，引發多種疾病，如性功能障礙、腰痛、貧血、骨質疏鬆、水腫、憋不住尿等，所以，因腎虛引起性功能低下的中年男性要適當補腎。

雖然性功能低下並不僅僅是腎虛引發的，但腎虛的確會引起男性性功能低下。那麼因腎虛引起性功能低下的中年男性該如何補腎呢？以下介紹幾種對腎虛有奇效的食物。

1.芝麻：甘平，有潤五臟、補肝腎的功效，《本草經疏》中記載：「芝麻，不寒不熱，氣味和平，補肝腎之佳穀也。」特別是腎虛導致頭髮枯落、頭昏耳鳴、腰酸腿軟及大便燥結、早年白髮者，最宜食之。

2.豇豆：又稱長豆、飯豆。味甘，性平，可補腎健脾，除脾虛者宜食外，腎虛之人食用也有很好的效果，對腎虛消渴、白濁、遺精或小便頻數，食之最宜。《本草綱目》記載：「豇豆補腎健胃，理中益氣，生精髓。」《四川中藥志》也說它能「健脾胃，滋陰補腎，治白濁和腎虛遺精」。

3.粟米：又稱稷子、穀子，能補益腎氣。明代李時珍說：「粟，腎之穀也，腎病宜食之，煮粥食益丹田，補虛損。」

4.牛骨髓：有益髓、補腎、潤肺的功效。《本草綱目》說它能「悅面，澤肌，潤肺補腎」，對精血虧損、腎虛羸瘦者，尤為適宜。

5.豬腎：味鹹，性平。唐代孟詵認為豬腎「主人腎虛」。《日華子本草》說它「治耳聾，補水臟」。水臟是指腎臟，因此腎虛所致的盜汗、遺精、腰酸腰痛者，宜常食之。

6.羊骨：味甘，性溫，可補腎強筋骨。《飲膳正要》認為「羊尾骨益腎明日，補下焦虛冷。」《本草綱目》記載：「羊脊骨通督脈，補骨虛，治腰痛下痢；羊脛骨主脾弱，腎虛不能攝精，白濁。」腰膝無力怕冷、腎虛勞損、筋骨攣痛者，最宜食之。

7.鱸魚：味甘，性平，既能補肝腎，又可補脾胃，益筋骨。《本草經疏》記載：「鱸魚，味甘淡氣平與脾胃相宜。肝主筋，腎主骨，滋味屬陰，總歸於臟，益二臟之陰氣，故能益筋骨。」《嘉枯本草》認為「鱸魚，多食宜人，作蚱尤良。」凡脾虛胃弱或肝腎陰虛者，皆宜食用。

8.干貝：味甘鹹，性平，可補腎滋陰，故腎陰虛者應經常食用，

清代食醫王孟英認為「干貝補腎，與淡菜同。」

9.桑葚：性寒，味甘，有滋陰、益腎、補肝的功效。《滇南本草》云：「桑葚固精而益腎臟，久服黑髮明目。」清代王孟英說：「桑葚健步履，充血液，滋肝腎。」故腎虛之人，特別是腎陰不足者，食之最宜。

細節提示

受傳統習慣的影響，男性出現性功能障礙時，特別是常見的陽痿，就想當然地認為是腎虛，總是不停地進補或吃保健藥以壯陽補腎，事實上這是錯誤的。因為性功能障礙產生的原因有很多，不僅僅是腎虛，男性應走出「盲目補腎」的誤區，及時去醫院診治，並根據不同的病因對症下藥。

⑪ 想要雄起，維生素不可少

根據調查結果顯示，超過40歲的男性大約有9.7％性功能都出現了明顯衰退，性生活的次數更是不斷減少，一些人甚至每月性生活次數低於一次。

是不是男性到了40歲性能力就減弱了？那要如何才能延緩性能力衰退呢？要想回答這些問題，第一步就需要對男性性生理的演變過程有所瞭解。

男性的性行為和性能力受社會環境改變、身體衰退、疾病等多種因素的影響。男性也有更年期，只不過沒有女性更年期表現得那樣明顯罷了。

男性到了40歲，睪丸功能就會出現由盛轉衰的過程，這個現象只要稍加注意就可以發現。這個時期，男性明顯感到肌肉力量減弱，心理上也容易出現消沉、沮喪、易怒、情緒極不穩定等，還有可能出現性功能障礙和性欲減退。但更年期的男性出現性功能障礙和性欲減退，並不意味著性功能永久喪失，其實有很多種方法都可延緩這種性能力的衰退。

防止性功能早衰，應從年輕時做起

首先必須保持規律的性生活，適度的性生活可使人體內分泌功能得到促進，使控制性活動的神經中樞始終保持在活躍狀態，但同時也不能縱欲，要有所節制。其次，在飲食上要注意營養，儘量多吃一些富含鋅的食物，如魚蝦、牡蠣等貝殼類及豆製品、雞蛋、牛肉等。還有一點非常重要，就是要有健康溫馨的家庭生活。

提高「性趣」試試維生素

現在很多人為了維持身體健康，開始嘗試在飲食外補充維生素，但是你是否知道，「性趣」也會受維生素的影響。若是你覺得「性趣」大大下降了，可選擇性的食用下面這些維生素：

1.維生素A對蛋白質的合成有極佳的促進作用。身體缺乏維生素A時會影響睪丸組織產生精母細胞，導致輸精管上皮變性，使睪丸的重量下降，精囊縮小，導致前列腺角質化。

2.維生素C可使精子的凝集力大大降低，使精液更容易液化。維生素C的抗氧化功能可保護精子性細胞中遺傳基因DNA，而若是遺傳基因遭到破壞，精子受精能力就會降低，從而導致男性不育。

3.維生素E有延長精子壽命和調節性腺的功效，對血液循環有極佳

的改善效果，可提高毛細血管特別是生殖器部位毛細血管的運動性，增加精子生成，提高性欲。

4.若是缺乏維生素B_{12}，精液中精子的濃度就會大大降低，精液的產生量也會受到影響，正常的性能力就會遭到破壞。

細節提示

　　禽蛋、肝臟、魚、乳製品、貝類、蟹、菠菜、甘藍、芹菜、韭菜、南瓜、胡蘿蔔、乾辣椒、甜薯、番茄等含維生素A；蛋黃、穀胚、堅果、豆類、雞肉、植物油、麥片、麥胚、人造油（油食品）、麵包、芝麻、花生中含有維生素E；各種蔬菜、水果、鮮棗中含有豐富的維生素C。中年男性可適當多吃上述食物來提高「性趣」。

第十章

飲食誤區
——千萬別吃錯

民以食為天，不管什麼時候吃總是擺在第一位。而吃需要科學，需要合理，需要平衡，日常生活中，很多中年男性都有一些看似正確卻又有很大錯誤的飲食習慣，這其實對身體健康很不利，因此一定要及時發現並改正。

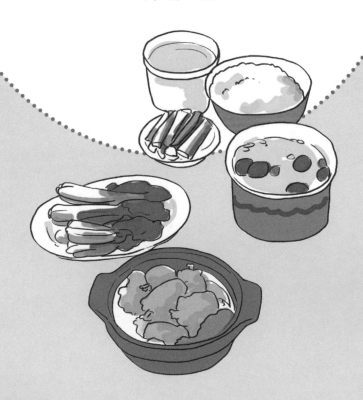

① 錯誤的日常飲食搭配

怎樣將食物搭配得當，吃出健康，是人們關心的問題。生活中，有不少搭配已久的食物組合，以其美妙的味道為人們所接受，且被普遍認為搭配合宜，但就對人體是否健康而言，這些搭配並不正確，下面就是12種常見的錯誤飲食習慣。

1.小蔥拌豆腐：蔥中的草酸會與豆腐中的鈣結合成白色沉澱物──草酸鈣，阻礙人體對鈣質的吸收。

2.馬鈴薯燒牛肉：由於牛肉和馬鈴薯在被消化時需要不同的胃酸濃度，這樣兩種食物就會過長時間地滯留在胃中，從而加重腸胃的負擔，時間一長，就會引起腸胃功能的紊亂。

3.茶葉煮雞蛋：茶葉中不但含有大量的生物鹼，還含有一定的酸性物質，這些化合物會和雞蛋中的鐵相結合來刺激胃部，對消化吸收很不利。

4.豆漿沖雞蛋：豆漿中的胰蛋白酶會和雞蛋中的黏液蛋白相結合，這樣兩者應有的營養價值都會減少。

5.紅白蘿蔔混吃：白蘿蔔中含有極高的維生素C，但是胡蘿蔔中卻含有一種分解酵素──抗壞血酸，它會對白蘿蔔中的維生素C造成破壞。紅白蘿蔔一旦搭配食用，白蘿蔔中的維生素C就會完全消失。不僅如此，只要和一些含有維生素C的蔬菜一起烹調，胡蘿蔔都會起破壞者的作用。

6.炒雞蛋放味精：雞蛋本身含有不少和味精成分相似的谷氨酸，因此炒雞蛋時放味精，雖然可使鮮味大大增加，但會使雞蛋的天然鮮味遭到破壞。

7.水果與海味同食：海味中的藻、蝦、魚類，含有豐富的鈣和蛋白

質等營養物質，若是和含有鞣酸的水果一起食用，不僅會使蛋白質的營養價值大大降低，且會使海味中的鈣質與鞣酸結合成一種難以消化的物質，這種物質會對胃部造成刺激並引起不適，使人出現噁心、嘔吐、腹痛等症狀。含鞣酸較多的水果有葡萄、柿子、山楂、石榴等，這些水果不能和海味菜同食，若要食用，至少間隔兩個小時以上。

8.蘿蔔與水果同吃： 蘿蔔等十字花科蔬菜進入人體後，很快就可代謝產生一種抗甲狀腺的物質——硫氰酸，該物質產生的多少和攝入量成正比，這時若是攝入含大量植物色素的水果，如梨、橘子、葡萄、蘋果等，這些水果中的類黃酮物質就會被腸道內的細菌所分解，轉化成阿魏酸及羥苯甲酸，它們會使硫氰酸抑制甲狀腺的作用大大加強，從而導致或誘發甲狀腺腫。

9.胡蘿蔔與酒同食： 胡蘿蔔含有大量的β-胡蘿蔔素，這種物質和酒精一起進入人體，會在肝臟中產生毒素，導致肝病出現，因此兩者萬萬不可同食。

10.牛奶與橘子同食： 若是在喝牛奶的同時吃橘子，牛奶中所含有的蛋白質就會與橘子中的維生素C和果酸相遇而凝固成塊，對消化吸收造成影響，還會發生腹瀉、腹痛、腹脹等症狀。

11.吃肉時喝茶： 有的人在吃海味、肉食等高蛋白食物的同時喝茶，覺得這樣可幫助消化，殊不知，蛋白質與茶葉中的大量鞣酸結合，會生成具有收斂性的鞣酸蛋白質，減慢腸蠕動，從而使糞便在腸道內滯留更長的時間，導致便秘，使人罹癌的可能性也會大大增加。

12.白酒與汽水同飲： 兩者同飲後會很快使酒精在全身揮發，且人體會出現大量的二氧化碳，對腸、胃、腎、肝等器官有嚴重危害，也會損害心腦血管系統。

上述的12點，看來很平常，但經過分析，對身體的健康危害很

大，因此我們要將這些不好的飲食習慣摒棄，養成正確合理的飲食習慣。

② 主食要怎麼吃？

不管是生活還是工作，男性都有廣泛的交際面，與客戶洽談，朋友聚會，家族聚會都是不可少的。不少人在宴席上往往不吃飯，只吃菜，等到最後才想起主食的問題，但這時往往已酒足飯飽，自然就不再吃主食。這種飲食方式其實很不健康，時間一長會損害身體健康，尤其是一些經常參與這類場合的男性，危險可想而知。

不吃一點含澱粉的食物，空腹大量進食肉、魚等高蛋白質食物，會增加身體的廢物產量，蛋白質分解後還會產生很多含氮廢物，使腎臟和肝臟的負擔大大增加，更容易患上腸癌。另外，魚、肉等動物蛋白質若是進食過多，還會破壞人體的酸鹼平衡，時間一長，就會出現酸性體質，不僅會引發一系列併發症，還會導致鈣的流失速度加快。

主食「三化」

主食該怎樣吃呢？一般來說，做到下面「三化」，就可給自己一個健康的身體。

1.雜糧化，粗糧價值高：在稻米加工過程中會丟棄全部米糠，反復碾軋後往往只剩下少量蛋白質，其他的都是澱粉。稻米64%的營養素都在米糠中，全部丟棄其實就是一種損失。白麵是人們獲得礦物質、維生素B$_1$和膳食纖維最重要、最方便的來源，但由於現在加工過細，導致了大量的營養流失，而需要通過其他食物來補償。因此，平時可

多吃一些大麥、燕麥、高粱米、玉米、蕎麥等雜糧，以彌補細糧營養的不足。

2.簡單化，米麵雜糧做主：主食主要是指糧食，包括麵、米、薯類、豆類、雜糧等，但在宴席上，我們常常會擴大主食的範圍，將飯後的點心如蛋黃酥、春捲等都作為主食對待，但這類食物熱量、脂肪含量較高，多吃會損害健康，還會使人增重。由於菜肴豐盛，蛋白質不會缺乏，並且品質可得到保證，此時身體最需要的是以澱粉為主的麵、米食品，並非各類點心。

3.定量化，限量吃葷菜：因為宴會上的菜肴很豐富，經常會出現沒吃主食，但肚子就飽了的情況，因此限制進食很重要。葷菜吃得太多，主食攝入量不足，膽固醇和脂肪的攝入量就會相對增多，很容易導致發胖。因此，一定要限量吃菜，這樣可多吃主食。中年男性每天主食的最佳攝入量為300克，以水果或蔬菜代替主食的做法並不正確，因為蔬菜和水果主要是提供膳食纖維、維生素、礦物質等，糖類含量並不多。

喝酒時別忘多吃飯

酒場上勸酒的事情經常發生，喝酒對身體不好，不喝情面上過不去，那要怎麼辦呢？有個秘訣就是喝酒時多吃飯。

人們在大量飲酒之後很容易出現飽脹感，這樣就很難再吃得下飯，這對健康有極大的危害。喝酒的同時應該多進主食，使碳水化合物得到足量的補充，這樣乙醇性脂肪肝的出現機率就會大大降低。由於酒精進入人體後，會在肝臟中經乙醇脫氫酶的作用轉化為乙醛，然後生成醋酸，最後分解成水和二氧化碳排出體外。若是飲酒過量，體內的乙醛就無法及時轉化為醋酸，會造成人體內抗氧化和氧化平衡失調。而多吃水果和蔬菜，及時補充硒及維生素等重要的抗氧化劑，可

使酒精對人體的傷害大大降低。

另外，若是條件許可，最好在靠近晚上時喝酒，因為人體肝臟中乙醇脫氫酶的活性晚上最高，中午較低。中午喝酒，乙醇往往很難被代謝掉，比晚上更容易喝醉，會對身體產生很大的傷害。早上空腹飲酒最不可取，因為這對胃黏膜的傷害更大。

細節提示

吃主食可讓人產生飽腹感，這樣等於間接起到了節食的作用。造成發胖最主要的原因就是油和糖，人體從糧食中攝入的主要是澱粉，澱粉會分解成為葡萄糖，這也是大腦工作的唯一能量來源。若是停止攝入主食，只靠蔬菜和蛋白質提供能量，易導致血糖偏低，腦能量無法得到充足供應，因此主食的攝入不可少。

③ 養成飲食好習慣

人們常會因為快節奏的生活而降低了對日常飲食的要求，不少人僅僅滿足於單純的口腹之欲，對營養的合理搭配卻有所忽略。一個漢堡、一杯可樂，一份速食、一瓶純淨水可能一時騙過我們的腸胃，但時間一長，腸胃還是會「抗議」。

若是知道自己在飲食上有一些不良習慣，應該及時改正，這樣才能常保健康。

飲食六宜

宜緩：吃飯狼吞虎嚥會增加胃的負擔，細嚼慢嚥對消化很有利。

宜早：人體經一夜睡眠，腸胃會變得空虛，清晨吃些食物才可振作精神。

宜淡：飲食五味不可偏廢，多吃淡味，有利健康。

宜少：人體所需的營養雖然靠飲食來保障，但過量飲食卻會傷害身體健康。

宜軟：堅硬之物最難消化，而半熟之肉更易傷胃，特別是一些腸胃不好的男性，常常會因此而生病，因此烹煮食物須熟爛才吃。

宜暖：胃喜暖而惡寒。飲食宜少生冷，多吃溫食，才有利腸胃對食物的消化吸收。

吃飯的好習慣

1.飯前喝湯：我們一般進餐都習慣先吃飯、後喝湯，但西方國家喜歡先喝湯，再吃主食。這兩種飲食習慣到底哪一種好呢？從科學衛生的觀點看，先喝湯再吃飯比較好。因為若是感覺自己很饑餓，立即吃飯會對胃部產生很大的刺激，時間一長，容易出現胃病或消化不良；若是吃飯前先喝點湯，這和運動員開跑前暖身的道理一樣，可讓整個消化器官活動起來，促使胃液分泌，為進食做好準備工作。這樣就可使空胃受到的刺激大大降低，可有效保護胃部。

2.喜吃苦食：苦味食物不僅含有萜烯類、生物鹼、無機化合物，還含有一定的氨基酸、糖等。苦味食物中的氨基酸，是人體所必需的氨基酸，可調節神經系統功能，讓人們獲得健康的心態。

3.吃飯說話：傳統習慣認為吃飯時不應該說話，否則會對腸胃消化吸收功能造成影響，其實不然。吃飯最好保持在半個小時左右，在這段時間裡可和一起吃飯的人聊聊天，解除煩惱，腸胃也就可以正常地消化食物。因為愉快的心情不但可使食欲大增，還可興奮中樞神

經，促使胃液大量分泌，讓腸胃處於較好的工作狀態。

4.站著吃飯：所有的用餐姿勢中站立用餐最為合適，最差的是下蹲，因為下蹲時腹部和腿部受壓，阻礙血液流通，回心血量減少，這樣胃的血液供應就會受到影響，而此時正是胃部需要大量血液的時候，一些常見的胃病就和這種吃飯姿勢有很大關係。人們在吃飯時喜歡採用坐姿，這並不是最科學的姿勢，只因為這種姿勢比較舒服而已。

5.講究衛生：飯前洗手，不吃腐爛變質的食物。

6.心情舒暢：吃飯時情緒好會讓血液循環良好，食欲增強，免疫力增強，胃腸的消化功能增強。若是在吃飯時情緒鬱悶和壓抑則會影響食欲，且會對血液的正常循環造成影響，使整個消化系統的功能降低，從而導致人體的免疫力降低。

健康飲食的原則

1.營養均衡：不偏食，不挑食。兩餐間食用水果，瓜類蔬菜要單獨食用，湯應在飯前喝。

2.定時定量：吃飯有規律能使胃腸道有規律地休息和蠕動，這樣食物的消化吸收率可得到提高，胃腸道的功能就可維持在較好的狀態，胃腸疾病出現的機率也會降低。

3.細嚼慢嚥：細嚼可將食物磨碎成小塊，並充分和唾液混合，以便吞嚥。同時，咀嚼還可反射性地引起胰液、胃液和唾液等消化液分泌，使食物能被很好的消化吸收。

4.節制飲食：可使胃腸負擔大大降低，且由於機體處於半饑餓狀態，免疫系統、內分泌和自主神經會受到一種良性刺激，調動人體本身的調節功能，使內循環保持均衡穩定，增強免疫力，使神經系統抑制與興奮趨向平衡，從而使人體對疾病的抵抗能力得到提高。

5.少吃多餐：進食少，血液中的糖濃度就會下降，身體分泌的胰島素自然會減少，也就可降低膽固醇的水準，減少體內的脂肪；但要注意，不論吃多少餐，總熱量都不可以超過一日三餐的總量。

細節提示

　　有些人因為吃得過飽，即使不喝酒也會經常出現酒醉狀態，即飯後昏昏欲睡，思緒紊亂，這是因為人若是攝入了過多的碳水化合物，其中的葡萄糖就會在胃裡轉化為酒精（乙醇），這些酒精一旦被人體吸收，就會引起一系列症狀。想要預防「飯醉」，就要改掉暴飲暴食的習慣。

④ 別讓雞蛋害了健康

　　雞蛋有豐富的營養，且容易被人體消化吸收，常食雞蛋不但可使記憶力增強，還可保護動脈血管和心臟、延緩衰老、預防癌症，所以很多人都喜歡吃雞蛋，但吃雞蛋要講究科學合理，否則就會傷害健康。

吃雞蛋的不良習慣

　　1.煮得太老不要吃：一些人怕雞蛋沒煮熟不能吃，於是將雞蛋煮得很老，其實這樣煮出來的雞蛋也不能食用。雞蛋若是煮的時間過長，蛋黃表面就會形成灰綠色硫化亞鐵層，這對人體的吸收很不利。蛋白質老化會變硬變韌，也同樣會損害身體健康。

　　2.未熟的不要吃：雞蛋白含有抗生物素蛋白，會影響食物中生物素的吸收，食用後很容易出現肌肉疼痛、全身無力、食欲缺乏等症狀。雞

蛋中的抗胰蛋白酶會阻礙人體對雞蛋蛋白質的消化吸收。雞蛋若是沒煮熟，這兩種物質就無法完全分解，這樣就會阻礙人體吸收雞蛋的營養；再者，雞蛋本身帶有一些細菌，若是沒有完全煮熟，這些細菌就無法被全部消滅，使健康受到威脅。還有一些人喜歡生吃雞蛋，覺得這樣更有營養，其實生雞蛋的蛋白質結構緻密，人體很難完全吸收，必須等到煮熟以後才可將雞蛋中的營養完全吸收。生雞蛋特殊的腥味還會對中樞神經的活動造成抑制，使胃液的分泌量大大減少。

3.煮熟的雞蛋用冷水浸後忌存放：一些人喜歡將已煮熟的雞蛋放在冷水裡浸涼，以便於蛋殼的剝落，其實這種做法很不衛生。新鮮雞蛋外殼有一層保護膜，保持蛋內的水分不揮發，且可避免微生物侵入，熟後這層膜遭到了破壞，蛋內氣腔的一些氣體逸出，此時雞蛋置於冷水內就會導致氣腔內的溫度驟然降低並呈負壓，微生物和冷水可進入蛋內，若是繼續存放就會變質，因此煮熟的雞蛋要儘快食用。

4.不宜與糖同煮：兩者經高溫作用往往會產生糖基賴氨酸，這樣雞蛋中對人體有益的氨基酸成分會遭到破壞。若是實在想吃甜食，可以在雞蛋稍微冷卻後放糖，這樣不利影響就會降低很多。

雞蛋到底該怎麼煮？

同一種食物，若是採用了不同的吃法，獲得的效果也會不同。就營養的吸收和消化率來講，炒蛋為97%，煮蛋為100%，老炸為81.1%，嫩炸為98%，生吃為30%～50%，牛奶、開水沖蛋為92.5%。由此可見，最好的吃法就是煮蛋。雞蛋中維生素C含量很低，因此在吃雞蛋時最好搭配吃一些蔬菜。

既然煮老的雞蛋和沒有煮熟的雞蛋都不好，那究竟該將雞蛋煮多長時間呢？下面介紹煮雞蛋最好的方法：將雞蛋放在冷水中下鍋，慢

火升溫，沸騰後微火煮2分鐘左右，停火後繼續浸泡5分鐘，這樣煮出來的雞蛋蛋黃凝固不老，蛋清嫩。

不同煮沸時間的雞蛋，在人體內消化的時間也有很大不同。「3分鐘雞蛋」是微熟雞蛋，人體一般需要一個半小時的時間來消化；「5分鐘」雞蛋是半熟雞蛋，人體消化起來一般需要2個小時；煮老的雞蛋需要最長的消化時間，為3小時15分。「5分鐘雞蛋」最理想，不僅軟嫩、蛋香味濃，且對身體健康最有益。

吃雞蛋並不是吃越多越好。雞蛋作為一種高蛋白食品，食用過多產生的廢物也就越多，腎臟所承受的負擔也會加重。中年男性每天食用雞蛋的數量最好不要超過兩個。另外，應該少吃茶葉蛋，否則也會刺激到腸胃，從而對消化功能造成影響。

細節提示

食用雞蛋時不能光吃蛋黃或者光吃蛋白，蛋黃和蛋白所含有的營養物質不同，因此都要吃，這樣才可獲得均衡的營養。

⑤ 解油膩，有竅門

多數男性喜歡吃肉，但過量食用肉類會極大地損害身體健康，不過若是在吃大魚大肉時也吃一些海帶，往往就可大大降低脂肪在體內的積存，經常食用還可幫助身體吸收鈣質。

多吃海帶的好處

海帶是一種鹼性食品，有鹽乾和淡乾兩種，前者是將鮮海帶按一

定比例加鹽醃製一個星期曬乾而成；後者是將割取的鮮海帶置於日光下晾曬兩天而成。我們在購買海帶時會發現海帶表面有一層白霜，這其實就是它含有的植物鹼經風化後成甘露醇聚於表面所致，有極佳的利尿消腫功效，對人體沒有任何壞處，可放心食用。品質好的海帶長150公分以上，體厚寬大，深褐色或濃墨色，乾燥，尖端無腐爛，無雜質、砂土，含鹽量低於25％。

烹製海帶時需注意，否則可能會因為食用方法不恰當而對食欲造成影響。用清水將海帶泡開，再拿去烹煮的做法並不正確，這樣做出來的海帶口感極差、質地堅硬。正確的做法是先將海帶洗淨，然後置於鍋中蒸30分鐘，再用清水泡上一夜後再用來製作菜肴，涼拌、炒或燉都可以，加入幾滴醋，風味更佳。

清洗腸胃的辦法

1.多喝開水解油膩：若是攝入了過量的油膩食物，飲用大量開水就可使胃腸道新陳代謝速度加快，將油膩食物對肝臟的危害大大降低。若是您對毫無味道的開水不感興趣，喝茶也是不錯的選擇。

2.清淡食物配粗糧：吃多了油膩的食物，緊接著就應該吃一些清淡的食物，這樣就可使腸胃逐漸恢復到正常狀態。在飲食上應該以穀類粗糧為主，可適量增加燕麥、玉米等成分，要注意增加綠色或深色蔬菜的比例，多喝湯和粥，因為這些湯水都有很好的「清火」功效，可讓腸胃得到極佳的休息時間。

3.綠色蔬菜助消化：綠色蔬菜中含有大量的膳食纖維，大量的纖維素對便秘有極佳的防治效果，且可有保養腸胃的功效。最好不要將青菜切斷，且吃的時候最好細嚼慢嚥，這樣可充分利用唾液來幫助消化。

4.多吃水果：油膩食物吃得太多，消化功能就會受到很大的挑

戰，這時適量吃些水果，可很好地調節腸胃。木瓜和橙汁就可很好地調整消化功能，它們都有去熱滯的功效。不過要在吃完飯1～2小時後再喝，否則會加重胃部負擔；也可將菊花、金銀花、蜜棗與木棉花一起煲水喝，不僅口感好，還可促進消化。

口服橄欖油減肥法

材料：8～16毫升橄欖油，適量牛奶、果汁和蜂蜜。

做法：按照個人喜好在橄欖油中調入優酪乳、牛奶、果汁和蜂蜜，攪拌均勻。每天早晨空腹飲用。

注意事項：此種方法只適合吃入太多油膩食物者，若平時飲食就比較清淡，不可食用，否則可能會出現嘔吐、噁心等症狀。

細節提示

香菇可使低密度脂蛋白、甘油三酯及血清膽固醇水準明顯降低，常食可提高身體內高密度脂蛋白質。常食冬瓜也可將身體內多餘的脂肪去除，有減肥效果。胡蘿蔔含有大量的果膠酸鈣，它和膽汁酸磨合後會從大便中排出，而身體要產生膽汁酸勢必會動用血液中的膽固醇，這樣膽固醇的含量就可有效降低。

⑥ 深海魚油食用有竅門

魚油是魚體內的全部油類物質的統稱，包括腦油、肝油和體油。魚油是魚粉加工的副產品，是魚及其廢棄物經分離、壓榨和蒸而得到的產物，它的主要成分是磷甘油醚、甘油三酯、脂溶性維生素、類脂

及蛋白質降解物等。

深海魚油也就是深海魚類體內不飽和脂肪的簡稱。魚油是指富含DHA（二十二碳六烯酸）、EPA（二十碳五烯酸）的魚體內的油脂，普通魚體內DHA、EPA的含量極低，只有寒冷地區深海裡的魚，如沙丁魚、鮭魚等體內DHA、EPA含量極高，且陸地其他動物體內幾乎不含DHA、EPA，所以通常選用深海魚來提煉DHA及EPA。

魚油的功效

1.緩解哮喘、痛風，暫時緩解因關節炎所導致的腫痛。

2.防止血液凝固，調節血脂，預防腦卒中、腦出血及腦血栓。

3.防治老花眼、改善視力。

4.改善記憶、營養大腦、預防癡呆症。

5.維護視網膜。

6.清理血栓、降低血脂。

魚油的選擇技巧

市場上常見的魚油有30％與50％兩種，前者常用於日常保健，後者用來輔助治療。怎樣才能選到好的魚油呢？下面幾點一定要注意！

1.看生產日期：魚油很容易被氧化，好的魚油基本都置於不透明的包裝瓶內保存。

2.看包裝：看包裝的標誌是否清楚，標稱為進口產品是不是原裝進口。

3.看色澤：較好的魚油呈淡黃色，色澤明亮、清純。

4.看含量：一般天然魚油產品，每1000毫克含EPA 180毫克、DHA 120毫克。

5.看膠囊：魚油膠囊無雜質，顆粒均勻，添加維生素E的魚油會有更好的效果。

魚油本身含維生素E，因此抗氧化劑並不需要得到補充。魚油膠囊中的維生素E是為了避免魚油被氧化，補充抗氧化劑則是為了使血管更加穩定。

不同人對魚油的吸收不一樣，對魚油的需求量也會有很大的不同，所以雖然全家都能服用魚油，但全家吃同一瓶魚油是不可取的。

細節提示

沒有任何科學證明魚油可徹底治癒高血壓等疾病，所以食用魚油應該適量。

⑦ 購買休閒食品需謹慎

隨著生活水準提高，消費者對休閒食品品質和數量的需求在不斷增加，食用時也必須更加注意。

休閒食品的安全隱患

商店裡休閒食品琳瑯滿目，選購時有以下幾點建議：

1.膨化類食品

　　種類：薯片、蝦條、雪餅、爆米花等。

　　安全隱患：超過生產日期、保存不當造成細菌污染、添加過量防腐劑。

　　食用需知：為了使膨化食品保存方便、外形美觀，很多商家會在包裝袋裡沖入氣體，一些不法商家甚至濫用膨化劑等成分，而這些膨化劑和氣體一旦加入過量，有害成分的含量就會大大增加，而危害人體健康。所以，選購膨化類食品時一定要選擇配料、品名、保質期、生產日期、廠家位址等標識明確、齊全的產品，儘量不要在一些小地攤、路邊店等沒有品質保證的地方購買。同時，注意這類食品是否新鮮乾脆。

2.硬果類食品

　　種類：松子、瓜子、花生、杏仁、開心果、胡桃、葵花子、白瓜子等。

　　安全隱患：蟲蛀、受潮、黴變。

　　食用需知：很多硬果類食品都是散裝，我們只需通過品嘗就可判斷是否存在品質問題。對於包裝好的硬果類食品，可通過觀察硬果的外觀分辨好壞。高品質的硬果一般色澤比較鮮亮，不會出現蟲眼、黴斑，乾燥無雜物。因此，在購買時必須對產品進行仔細觀察。

3.肉乾肉脯類

　　種類：肉鬆、魚片、豬肉乾、牛肉乾等。

　　安全隱患：色素過多、假冒偽劣、細菌污染、肉質不良、防腐劑超標。

　　食用需知：不合格的肉乾肉脯類食品中經常會加入過量的色素，且化學成分含量也很高，甚至會存在致癌物質，食用後會極大地危害身體健康，所以在購買這些食品時首先要確定密封包裝，沒有縫隙和破漏，同時要注意查看肉乾肉脯的外觀和色澤，高品質的肉乾肉脯肉質鮮嫩、色澤鮮豔，香味純正，毫無異味。選擇肉鬆時應注意，好的肉鬆有彈性，質地蓬鬆柔軟，嚼碎後沒有渣滓，不含肉筋、碎骨等。

4.果凍果脯類

種類：果脯、果凍、話梅等。

安全隱患：超市二次污染、化學成分殘留、濫用色素。

食用需知：果凍果脯類食品中會含有防腐劑、香精等成分，食用不合格產品或過多食用，會極大地損害身體健康。購買果凍果脯類食品時，一定要選擇合格廠家所生產製作。同時，有刺激性氣味、顏色過於鮮豔、生產日期標注不明、包裝過於簡單的產品一定不要購買。

購買時需注意的問題

1.看清標牌：休閒食品應標註配料表、食品名稱、製造者位址和名稱、淨含量、保質期、生產日期、儲藏指南及產品標準號等內容。包裝袋內產品應色澤正常，無異味，具有應有的香氣香味，無雜質，外形完整。

2.認品牌：大腸菌落、菌群總數等微生物指標和人體健康有很大的關係，休閒食品會出現各種各樣的問題，主要就是因為這個原因所致。休閒食品從原料到成品雖然要經過醃製、晾曬、油炸、成形等多道工序，但這些工序的操作都很簡單，並不複雜，所以不少中小型企業都還是完全採手工作坊式生產。因此，在購買此類產品時最好選擇知名品牌。

3.包裝漏氣不要買：為了避免食品被擠壓破碎，產品油脂酸敗、氧化，很多商家會在包裝袋內充入氮氣，它乾燥、無毒、清潔，可保證膨化食品長期不變味、不變色，食用安全。所以，在購買此類食品時應注意包裝袋無毀損，否則不可購買。

　　蛋白質、碳水化合物、脂肪是膨化食品的主要成分，人類的膳食中不可缺少碳水化合物、蛋白質、脂肪，若是過量攝入，多餘的脂肪就會在體內蓄積，使人肥胖而導致各類疾病，如糖尿病、高血脂等，所以休閒食品只宜偶爾吃，不宜常食。

8 難消化的食物該怎麼吃？

　　巧克力、油炸食品、冰淇淋等食物雖然廣受大眾喜愛，但並不適合所有人。若你的腸胃平時就比較弱，該如何正確食用這些食物就是需要關注的問題了。

　　像炸薯條、炸雞塊之類的油炸食物都是高脂肪和富含油脂的食物，而這兩種物質堆積在胃裡就會造成疾病。油脂在高溫的作用下會產生丙烯酸，這種物質腸胃無法消化吸收，若是你已經患上胃腸炎等疾病，那麼多脂、多油的油炸食品就應該少吃一些，否則就會出現一些不適症狀，如腹瀉、反胃等。以下是一些難消化食物的實用需知：

巧克力

　　大量食用巧克力不僅會給自己帶來很多脂肪，還會給已經患有腸胃疾病的人帶來極大的痛苦，這是因為巧克力會導致下段食道括約肌放鬆，使得胃酸回流，刺激咽部及食道。

　　在巧克力品種的選擇上，黑巧克力最佳，因為黑巧克力含有多種對人體有益的礦物質，如磷、鈣、銅、鐵、鎂等，在所有巧克力中，

它是含脂肪量和糖量最低的一種。此外，黑巧克力還有預防動脈粥樣硬化、降壓的功效。但再好的東西也不可過量食用，每天不可超過兩塊。

辛辣食物

辣椒會對食道的內壁造成刺激，吃完後會有一種讓人討厭的心痛，且腸胃的負擔會大大增加。對於身體燥熱或腸胃不好的人來說，若是實在無法拒絕辛辣食物的誘惑，可適量吃一些微辣食品，少吃青、紅辣椒。

冰淇淋

有一種方法可在最短的時間內測定你是不是乳糖不耐受，那就是坐下來吃一大碗冰淇淋，如果出現脹氣、腹部絞痛、腹脹，就表明你必須遠離這些富含乳製品的食物。

像冷飲、冰棒、冰淇淋等生冷食物若是攝入過量，腸胃的正常運轉功能就會受到很大影響，食物很難被消化吸收，脾胃就會受到傷害。吃的時候雖然很享受，但過一段時間會導致食欲下降，也會刺激脾胃，形成腹痛、腹脹的惡性循環。

若你不想完全放棄冰凍食品，最佳解決途徑就是改吃無乳糖的冰凍食物，但即使你不是乳糖不耐受，也不宜多吃，要知道冰淇淋中富含脂肪，而脂肪在胃裡滯留的時間很長，所以生冷的冰淇淋食品還是少吃為妙。

高纖維蔬菜

捲心菜和綠花椰都是十字花科蔬菜中的佼佼者，不但富含大量膳食纖維和維生素，還有抗衰老、防癌的奇效。但即使富含多種營養素

和膳食纖維，這些蔬菜也並非完全健康，因為高纖維的蔬菜會將胃容量撐大，容易引起腸胃內其他的氣體累積。想要解決這個問題也很簡單，在食用之前置於熱水中焯一下使其變軟即可，這樣就能讓產生氣體的硫黃混合物失去應有的功效。

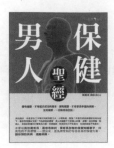

國家圖書館出版品預行編目資料

男人保健聖經 / 張衛東, 陶紅亮合著.
-- 初版. -- 新北市：金塊文化, 2017.02
288面；17 x 22.5公分. -- (實用生活；31)
ISBN 978-986-93223-8-6(平裝)

1.中醫　2.養生　3.男性

413.21　　　106000810

實用生活 31

男人保健聖經

金塊 文化

作　　　者：張衛東、陶紅亮
發 行 人：王志強
總 編 輯：余素珠
美 術 編 輯：JOHN平面設計工作室

出 版 社：金塊文化事業有限公司
地　　　址：新北市新莊區立信三街35巷2號12樓
電　　　話：02-2276-8940
傳　　　真：02-2276-3425
E－mail：nuggetsculture@yahoo.com.tw

匯 款 銀 行：上海商業銀行 新莊分行（總行代號 011）
匯 款 帳 號：25102000028053
戶　　　名：金塊文化事業有限公司

總 經 銷：商流文化事業有限公司
電　　　話：02-55799575
印　　　刷：大亞彩色印刷
初 版 一 刷：2017年2月
定　　　價：新台幣300元